DOCTEUR J. CORNILLON

EX-INTERNE DES HÔPITAUX DE PARIS

ANCIEN MÉDECIN INSPECTEUR-ADJOINT DES EAUX DE VICHY

Clinique thermale

DE VICHY

DEUXIÈME ÉDITION

PARIS

O. DOIN, ÉDITEUR

Place de l'Odéon, 8

1905

Clinique thermale de Vichy

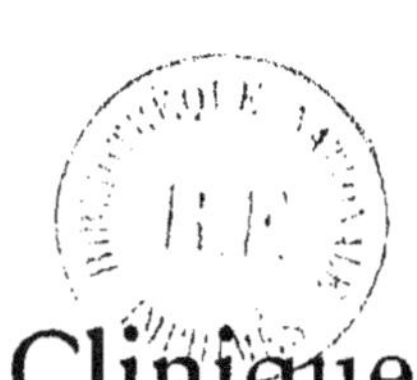

Préface

Malgré l'empressement avec lequel notre première édition a été accueillie, nous aurions évité assurément d'en publier une seconde si l'extension des services thermaux de Vichy n'avait pas jeté une perturbation profonde dans toutes les branches de la médication externe. On ne doit, en effet, rééditer un ouvrage que si tous les exemplaires en sont épuisés, ou quand des faits nouveaux viennent imprimer à la thérapeutique une direction différente. Il y a quatre ans, l'établissement thermal de première classe avait subi peu de modifications depuis le début de notre carrière professionnelle : des baignoires, des douches chaudes ou froides, des douches spéciales, quelques rares piscines, bains de vapeur et douches-massage ; telle était sa disposition intérieure. Depuis le renouvellement du bail de la Cie Fermière, tous ces groupements ont subi des transformations complètes et acquis un accroissement numérique en rapport avec les exigences de l'hygiène et de la médecine curative. Pour faire connaître leur appropriation au traitement des maladies chroniques, il nous fallait de toute nécessité modifier sur certains points le cliché primitif de l'ouvrage, et l'adapter au milieu scientifique actuel, tout en laissant aux faits cliniques l'interprétation et la valeur qu'on doit leur accorder.

Nous avons toujours pratiqué le culte des ancêtres, car nous estimons que c'est en sachant le passé qu'on parvient à perfectionner le présent. Prunelle et Petit ne nous sont connus que par leurs travaux; mais nous avons eu le bonheur d'exercer notre profession à côté de Max Durand-Fardel, Villemin, Sénac, Pupier, et de nous rendre compte, en les voyant à l'œuvre, de l'intérêt qu'ils témoignaient à tout ce qui touchait de près ou de loin à la pratique thermale et au développement de la station sur laquelle ils ont jeté tant d'éclat à des degrés divers. Dans le cours de cet ouvrage, nous citons les noms de ces maîtres à chaque chapitre, nous discutons leurs opinions avec une courtoisie qui n'a d'égal que le respect que nous professons pour leur mémoire. Avec eux, a disparu la phalange de l'école clinique dont les rares survivants attendent patiemment dans l'ombre que le dernier silence s'établisse autour de leurs personnalités.

Dans cette seconde édition nous avons conservé à chaque source son cachet thérapeutique particulier, sans nous montrer, pourtant, trop exclusif car dans la même maladie on emploie volontiers plusieurs sources simultanément. Nous nous sommes étendu plus longuement que précédemment sur les doses d'eau minérale à administrer à l'intérieur, car si en clinique on ne peut pas toujours agir avec une précision mathématique, on doit constamment la rechercher, ou tout au moins s'en éloigner le moins possible. Enfin, nous avons insisté longuement sur le régime, *parce qu'il est un* adjuvant *indispensable de la cure thermale, l'eau minérale seule n'étant pas assez puissante par elle-même pour permettre aux malades de vivre complètement en dehors des règles de l'hygiène. Mais c'est principalement dans la direction du traitement externe qu'ont porté nos efforts. Lors de notre première édition, la douche-massage était à peine née ; copiée servilement sur celle d'une station éloignée, elle était appliquée la plupart du temps sans méthode et toujours sans habileté manuelle. Depuis plusieurs années, on a substitué la douche-massage dans la position horizontale à celle d'Aix, et grâce à la dextérité des masseurs, on est parvenu à détrôner la douche minérale chaude ou tempérée dans les affections goutteuses, rhumatismales, l'obésité, etc., etc.*

La douche rectale primitive ne nous permettait guère d'être fixé même approximativement sur la température du liquide employé, ni sur son volume ; l'installation de la douche rectale horizontale a comblé cette importante lacune. Les services qu'elle rend chaque jour dans les maladies de l'intestin et celles du foie justifient pleinement la faveur dont elle jouit auprès du public. Si nous n'avons pas mentionné la mécanothérapie, et si nous n'avons parlé que très brièvement des massages à sec et de l'électricité, c'est parce que leurs applications multiples rentrent dans le ressort de la médecine générale.

Nous avons jugé à propos de consacrer un petit chapitre aux dermatoses si communes à Vichy, soit à titre isolé, soit comme complications d'une maladie constitutionnelle. En agissant ainsi, nous n'avons pas eu un seul instant l'idée d'arracher aux autres stations balnéaires le bénéfice du traitement des maladies de la peau; mais nous avons voulu démontrer que dans certains cas, légers pour la plupart, Vichy est susceptible de débarrasser le malade d'une affection gênante. Pour aboutir à un résultat utile, l'eau en boisson ne suffit pas toujours, il faut employer concurremment les lotions, les bains locaux, les pulvérisations. Nous avons signalé les entités pathologiques ou ces applications nous paraissaient justifiées comme aussi celles où l'on pouvait s'en dispenser sans inconvénient.

Lors même que le succès de cette seconde édition ne couronnerait pas entièrement nos efforts, nous nous estimerons toujours heureux d'avoir jeté quelques rayons de lumière sur l'outillage moderne de notre station thermale.

J. CORNILLON

CHAPITRE PREMIER

De l'Emploi de l'Eau de Vichy
chez les Névropathiques et les Cardiaques

Les affections des nerfs, de la moelle épinière et du cerveau ne sont pas tributaires des Eaux de Vichy. Lorsqu'on doit combattre une maladie viscérale chez les hystériques, la cure doit être très modérée, tandis que chez les épileptiques il faut soigneusement s'abstenir. Considérations générales sur la morphinomanie, l'alcoolisme, les paralysies d'origine cérébrale ou médullaire et les crises gastriques du tabes.

Prises dans leur ensemble et sans distinction de formes, les affections organiques du cœur ne constituent pas une contre-indication absolue au traitement thermal, mais il ne jouit sur elles d'aucune action résolutive.

Les affections nerveuses ne sont pas justiciables des eaux alcalines de Vichy ; il en est de même de celles du cœur. Mais il arrive assez souvent que des névropathiques ou des cardiaques se rendent à cette station pour des troubles du tube digestif ou de ses annexes, pour des manifestations goutteuses ou rhumatismales contre lesquelles les médications ordinaires sont demeurées impuissantes. Dans ces cas, quelle est la conduite à tenir ?

L'hystérie est assurément le type le plus commun des désordres de l'innervation qui se présente à nous. Les personnes qui en sont atteintes ressentant très fréquemment, à une époque quelconque de leur existence, tantôt de la gastralgie rebelle, tantôt des coliques hépatiques, réclament un jour ou l'autre notre intervention. Il en est d'autres, enfin, qui viennent chercher à nos thermes un soulagement à des souffrances qui n'ont aucun rapport avec leur état nerveux.

Chez tous ces malades, il ne faut jamais perdre de vue l'hystérie, qui est le phénomène primordial et prédominant, et n'agir contre l'affection secondaire qu'avec la plus grande circonspection. Plus peut-être que les autres types de névropathes, les hystériques se prêtent mal à une cure alcaline active ; il en est même qui ne peuvent absorber un demi-verre d'eau minérale sans éprouver des malaises. Tantôt c'est la strangulation qui renaît, tantôt ce sont les douleurs ovariennes qui deviennent plus impérieuses. D'autres se plaignent de névralgies ; enfin, il en est qui ont de réels et complets accès. On suspend alors la cure, l'appétit et le sommeil reviennent, l'agitation cesse. Trois jours après on conseille l'usage d'une autre source, plus faible, on s'en tient à des doses homœopathiques ; malgré ces précautions, les mêmes phénomènes d'excitation ne tardent pas à se renouveler. On s'adresse, enfin, à une troisième et quatrième sources, et au bout d'un laps de temps très court, on est toujours obligé de s'arrêter pour les mêmes motifs.

Que l'affection secondaire (gravelle, gastralgie, goutte, etc.), soit liée ou non à l'affection principale, l'hystérie, on observe les mêmes phénomènes d'intolérance. Les exemples de colique hépatique ou néphrétique ne sont pas rares à Vichy ; ils constituent même les grands ennuis de la profession ; cependant, tout se passe le plus régulièrement du monde chez les personnes non impressionnables ; l'accès, variable quant à son intensité et à sa durée, se termine brusquement. A un état de malaise indéfinissable succède un état de bien-être inexprimable, et, à bref délai, on peut reprendre la cure. Chez l'hystérique, la marche de l'accès est toute différente ; les souffrances sont plus aiguës, plus intolérables. Pendant leur évolution, il s'y mêle presque toujours des accidents nerveux spéciaux (boule hystérique, ovaralgie, clou hystérique) dont la prédominance fait hésiter parfois le diagnostic. Quand la colique est dissipée, il n'est pas rare d'observer à la suite un ou plusieurs grands accès convulsifs, avec pleurs, agitation excessive, contraction des mâchoires. Ajoutons que c'est surtout chez l'hystérique qu'on a enregistré ces accès à répétition qui font le désespoir des médecins, en obligeant les malades à garder le lit pendant des mois. C'est évidemment à l'état du plexus solaire qu'il faut attribuer cette particularité pathogénique.

Dans tous ces cas, la valeur seméiologique de l'hystérie est considérable. En effet, si on astreignait les sujets à une cure ordinaire, il surviendrait, à bref délai, de véritables accès nerveux avec tout leur cortège symptomatique. Ces accès prendraient même une force et une fréquence inusitées jusque-là.

Que doit-on faire alors ? S'abstenir ; c'est une méthode commode et peu compromettante. L'hydrothérapie, sans jouer un rôle prépondérant, nous fournit souvent le moyen de remédier à cet état de choses fâcheux. Mais, si elle permet de conjurer les troubles nerveux, elle n'a aucune action sur la maladie pour laquelle le sujet est venu à Vichy.

La balnéation n'est d'aucun secours ; je dirai plus, elle est nuisible, parce que la plupart du temps elle est mal supportée, soit parce que le bain a une température trop élevée, soit par suite du dégagement de l'acide carbonique, soit pour tout autre motif. Il n'y a pas à y songer.

L'eau minérale alcaline, au contraire, est absorbée sans trop de répugnance ; elle ne provoque, le plus souvent, ni nausées, ni vomissements, mais elle excite puissamment les fonctions du système nerveux. Pour éviter cet écueil, nous possédons deux correctifs puissants : le bromure de potassium et le chlorhydrate de morphine. On administre

tantôt l'un, tantôt l'autre ; parfois tous les deux simultanément. Sous l'influence de ces puissants sédatifs, on parvient
le plus généralement à conjurer les troubles nerveux.
*Malgré cela, la cure doit être modérée et courte, car les
mêmes accidents seraient à déplorer au moment du départ.*

Les épileptiques qui nous tombent sous la main sont un
résultat du hasard ou de l'erreur. Vichy ne leur est utile
dans aucun cas, que ce soit le vulgaire vertige ou la grande
attaque, peu importe. Il y a contre-indication absolue,
formelle. Nous ne faisons des réserves que pour les accidents épileptiformes liés à des affections du foie et du rein.

Sénac a été maintes fois témoin de semblables troubles
nerveux pendant le cours de coliques hépatiques. Plus
loin, nous nous expliquerons à ce sujet.

Il y a vingt-cinq ans, j'eus l'occasion de soigner un
jeune officier de notre armée qui, à la suite d'une chute de
cheval, devint tout à coup épileptique. Ainsi que beaucoup
de ses semblables, il ignorait l'existence de son mal ; comme
il souffrait un peu trop fréquemment de dyspepsie, il con-
sulta sur ce point le professeur Charcot, qui jugea à propos
de me le confier.

Ce malade se plaignait de vertiges répétés dans lesquels
il perdait à peu près connaissance ; mon éminent maître
rattachait ces accidents vertigineux aux troubles gastriques,
et moi-même je fus amené à partager cette opinion. Je
prescrivis de l'eau de l'Hôpital à dose faible et deux douches
froides par jour. Le traitement fut mal supporté, à ma
grande surprise. Les vertiges, au lieu de diminuer, augmentaient ; la dyspepsie, au lieu de décroître, s'aggravait
chaque jour. Je persistai néanmoins. C'est alors que, durant
une semaine et plus, il survint chaque soir un grand accès
avec convulsions et coma.

Ignorant le rôle que pouvait jouer l'eau minérale dans la
production de ces accidents, effrayé de l'apparition de dé-

sordres si imprévus, je me livrai à une enquête près de la famille. J'appris alors que cet officier, depuis sa chute de cheval, était sujet à ce genre de phénomènes convulsifs deux ou trois fois par an, au plus, et qu'on était tout étonné de voir leur réapparition aussi fréquente depuis qu'il résidait à Vichy. Dès ce moment, je n'hésitai pas à accuser l'eau minérale de la fréquence exceptionnelle de ces accès, et je discontinuai la cure.

En 1883, je traitai, dans mon service d'hôpital, un cultivateur de quarante-cinq ans environ, pour une dyspepsie chronique avec vertigo *a stomacho læso*. Ignorant que cet individu avait un frère idiot et un autre épileptique, je lui conseillai des douches froides et de l'eau de l'Hôpital à l'intérieur. Les deux premières semaines se passèrent sans incident notable. Il mangeait et digérait, dormait suffisamment, mais se plaignait de temps en temps de grands maux de tête. Quelques jours avant son départ, il fut pris d'une violente attaque d'épilepsie qui dura plusieurs heures ; le lendemain, quoique j'eusse cessé toute intervention hydriatique, il eut deux attaques aussi fortes et aussi longues que la première. Pendant toute la semaine qu'il passa encore avec nous, il en éprouva d'autres, plus ou moins intenses. Quand sa femme vint le chercher, elle nous avoua timidement qu'il était sujet à « des attaques de nerfs » pendant sa jeunesse, mais que, depuis longtemps, il n'avait pas éprouvé d'accidents analogues. Dans ce cas, comme chez le précédent, l'usage de l'eau de Vichy provoqua un coup de fouet et fit renaître des désordres nerveux disparus ou tout au moins assoupis.

En 1885, c'était un diabétique encore jeune qui payait de la vie sa discrétion exagérée. Sujet à des attaques d'épilepsie qui se renouvelaient environ tous les six mois, il espérait pouvoir terminer sa cure sans être inquiété par elles, d'autant plus que sa dernière attaque ne remontait qu'à quelques semaines. Ignorant toutes ces particularités, je lui prescrivis le traitement ordinaire. Il but donc à la Grande-Grille et aux Célestins et alla à la douche chaque matin. Sauf d'insignifiantes douleurs de tête, tout se passa sans incident notable pendant vingt jours. Mais, la veille de son départ, ce malade fut pris, au lever, d'accès d'épilepsie d'une violence extrême, qui se succédèrent sans interruption durant quarante-huit heures.

Je pourrais multiplier à loisir les exemples de ce genre ; dans tous les cas l'épilepsie fut aggravée par l'absorption de l'eau alcaline. Les accès devinrent plus fréquents et plus terribles que par le passé, tandis que l'affection contre laquelle était dirigée la cure ne subissait qu'une très faible atténuation.

Chez nos hystériques, lorsque le traitement thermal semble réveiller les phénomènes nerveux, nous avons des correctifs ; mais dans l'épilepsie nous sommes entièrement désarmés. Le bromure de potassium, qui réussit parfois d'une façon étonnante en dehors du traitement thermal, l'hydrothérapie, qui produit souvent des effets merveilleux, deviennent tout à fait insuffisants, dès que l'épileptique boit à nos sources ; le plus sage est donc de s'abstenir.

Dans les attaques convulsives liées à la lithiase biliaire, une intervention thermale prudente est aussi obligatoire que salutaire. Dans ces cas fort rares, la cure sera courte et la boisson mesurée, afin d'éviter les poussées hyperémiques du foie, qui sont le point de départ des troubles nerveux subséquents. Au besoin, on conseillera deux saisons dans la même année, l'une au printemps, l'autre à l'automne. L'hydrothérapie, sous quelque forme que ce soit, sera sévèrement proscrite. Autant elle est efficace dans l'épilepsie essentielle, autant elle est nuisible dans les crises épileptiformes liées à des calculs biliaires. En provoquant le retour de la colique hépatique — ce qui aurait certainement lieu —

elle ramènerait à sa suite tout le cortège effrayant des phénomènes convulsifs.

Le bain minéralisé tempéré, de quinze à vingt minutes, n'offre pas les mêmes dangers : c'est donc à lui qu'on devra recourir comme complément de la cure.

A nos thermes, nous voyons des alcooliques à tous les degrés, depuis le vulgaire pituiteux jusqu'au cirrhotique et au Brightique. Nous nous expliquerons sur ces différents cas. Pour le moment, nous ne voulons parler que des alcooliques nerveux. Dans cette catégorie d'individus, l'intempérance s'est traduite par des accès réitérés de *delirium tremens,* des hallucinations de l'ouïe et de la vue, par des cauchemars ; ils ont du tremblement de la langue, des lèvres, des membres ; leur intelligence est obtuse, ils ont l'air ahuri. Grands buveurs, ils sont au contraire *petits mangeurs.* C'est pour remédier à cette anorexie qu'on nous les confie le plus souvent, et un peu aussi pour les chasser du milieu où ils ont contracté leurs funestes habitudes.

Dans ces cas spéciaux, le traitement alcalin peut-il être profitable ? L'affirmation n'est pas douteuse.

En même temps qu'il enfreint fréquemment les règles bromatologiques les plus élémentaires, l'ivrogne s'astreint assez mal à une cure thermale par suite de sa négligence et de son défaut de mémoire. Ce n'est pas qu'il cherche à éluder la prescription qui lui a été faite ; loin de là, il tend toujours à outrepasser les doses ordonnées. Il s'en suit qu'on est contraint de modérer l'ardeur de ces nouveaux convertis ; autant jadis ils s'interdisaient l'usage d'une eau quelconque, plus maintenant ils sont disposés à outrepasser les doses admises : ils s'évertuent, dirait-on, à faire acte de prosélytisme.

Cette manière d'agir est fort excusable de leur part, pour peu qu'on y réfléchisse. D'abord les ivrognes sont généralement altérés, et ensuite nos Eaux jouissent de l'heureux privilège d'être absorbées sans dégoût ni répugnance. Pour peu qu'on n'y prenne garde, cet excès de zèle se traduit par l'apparition de désordres divers : le sommeil devient plus agité, il y a des rêvasseries continuelles, le pouls s'accélère, la tête est chaude, le tremblement des membres tend à augmenter. On dirait que l'eau minérale produit une ivresse particulière chez ces individus.

Qu'adviendrait-il si on continuait des doses élevées? Les phénomènes nerveux subiraient une aggravation telle que le malade, à son retour, serait plus surexcité, plus irritable que jamais.

C'est dans ces cas si répandus qu'une main inflexible est nécessaire. La douche froide constituera une partie essentielle du traitement thermal. Elle sera utilisée de préférence au bain, qui ne peut produire et ne produit jamais que des résultats négatifs.

L'eau minérale sera distribuée avec parcimonie.

Toutes ces précautions seraient, la plupart du temps, illusoires, si on ne modifiait pas le régime. Sans proscrire le vin d'une façon absolue, on en diminuera la quantité aux repas ; on supprimera radicalement les liqueurs et ce que l'on appelle les accessoires *post* ou *ante cibum*.

Le lait n'est pas toujours très bien toléré par les alcooliques sans appétit ou digérant mal ; il n'est pas très utile d'insister sur cette partie de la diététique.

En ne s'écartant pas de ces règles précises, non seulement on arrive à remédier aux désordres digestifs des alcooliques, mais encore, pour peu qu'on persévère dans cette voie, on corrige leurs funestes penchants. Une fois rentrés dans leur pays, il en est qui reviennent « à leurs premières amours », et ils sont nombreux ; mais beaucoup d'autres prennent en considération les avertissements qui leur ont été donnés, et mènent une conduite plus régulière. L'oisiveté, la vie de rentier est souvent la cause de cette décadence de l'espèce humaine ; en astreignant l'alcoolique à une occupation physique quelconque, on éloigne peu à peu de lui l'idée de la boisson.

La morphinomanie s'attaque à toutes les conditions sociales, à tous les sexes, on pourrait presque dire à tous les âges. Comme l'alcoolisme, elle a été l'ulcère rongeur de la fin du XIXᵉ siècle. Les morphinomanes, nombreux partout, sont plus nombreux encore à Vichy, où ils viennent chercher, *proprio motu* ou autrement, du soulagement à leurs souffrances imaginaires ou tout au moins exagérées.

Le point d'origine de la morphinomanie est une souffrance réelle ; le plus ordinairement une gastralgie rebelle, des coliques hépatiques ou néphrétiques.

Par tempérament, les morphinomanes se rapprochent des névropathiques, quand ils ne le sont pas déjà avant d'avoir fait usage de la morphine. Très accessibles à la douleur, ces malades cherchent d'abord un soulagement rapide et facile dans les injections hypodermiques. Ils les réclament, ils poussent, en un mot, à la consommation, et enfin finissent par se les pratiquer eux-mêmes. Dès ce moment, le mal est fait, rien ne peut le conjurer. En effet, peu à peu, ils répètent les injections, augmentent les doses et il arrive un moment où ils ne peuvent demeurer quelques heures en repos sans le secours de la précieuse liqueur.

Comme les névropathiques en général, les morphinomanes ne supportent le traitement alcalin que s'il est modéré ; pour peu qu'il soit trop actif ou trop long, les douleurs rénales, hépatiques, stomacales ou autres, ne tardent pas à se réveiller et à commander des injections morphiniques plus fortes et plus répétées.

Dès que ces malades touchent à notre sol, doit-on s'efforcer de supprimer radicalement cette pratique ? Evidemment non. Dans tous les cas où nous avons procédé de la sorte, nous avons eu à déplorer notre conduite : les douleurs reprenaient plus aiguës et plus fréquentes que par le passé. Etait-ce un effet de la cure ou de la suppression de cet aliment indispensable ? Nous l'ignorons. Outre l'excitation cérébrale, il survenait des malaises divers, la plupart du temps indéfinissables, l'appétit se perdait, les digestions devenaient plus laborieuses. Tous ces phénomènes gênants ne disparaissaient que quand on revenait aux anciennes coutumes.

Limiter chaque jour les doses de morphine en suivant une progression décroissante insensible, m'a toujours paru la manière d'agir la plus sûre. En procédant ainsi, nos faibles quantités d'eau minérale étaient parfaitement tolérées sans provoquer des phénomènes nerveux tangibles, et peu à peu la funeste habitude de nos malades s'amoindrissait en même temps que disparaissait la souffrance qui lui avait donné naissance. Dans tous ces cas, l'hydrothérapie nous prête son puissant concours, soit en agissant sur la circulation générale, soit en modifiant avantageusement les fonctions du système nerveux.

Comme l'alcoolique, le morphinomane est appelé à rechuter ; le premier, parce qu'il ne peut rester sans boire ; le second, parce qu'il ne peut rester une minute sous le coup de la souffrance. Le bien-être qu'il éprouve de nos Eaux et de nos conseils n'est donc qu'éphémère si on ne prend la sage précaution de lui soustraire « son ange consolateur », sa seringue de Pravaz, comme on a soustrait à l'ivrogne « sa chère bouteille ».

Les paralysies d'origine cérébrale, qu'elles soient dues à une hémorrhagie ou à un ramollissement, ne constituent pas une contre-indication absolue au traitement alcalin. Toutefois, nos Eaux n'ont pas la propriété par trop enviable de les amoindrir, comme aussi elles ne doivent jamais être accusées de les avoir augmentées.

C'est constamment à titre de complications que nous

DOCTEUR J. CORNILLON

EX-INTERNE DES HÔPITAUX DE PARIS

ANCIEN MÉDECIN INSPECTEUR-ADJOINT DES EAUX DE VICHY

Clinique thermale

DE VICHY

DEUXIÈME ÉDITION

PARIS

O. DOIN, ÉDITEUR

Place de l'Odéon, 8

1905

voyons des paralysies à Vichy, jamais en temps que maladies primitives, isolées. Ainsi qu'il est permis de le supposer, c'est le diabète qui nous fournit le plus gros contingent de cet ordre de lésions. Aucune de ses périodes n'en est exempte. Si tous les sexes y sont à peu près également prédisposés, il n'en est pas de même des âges. C'est entre cinquante et soixante ans qu'elles sont le plus communes.

Quelle est la conduite à tenir ? Lorsque le cas est récent, le plus sage est de s'abstenir ; mais si l'ictus remonte à une époque reculée, le diabétique peut et doit suivre sa cure. La présence de la glycose dans le sang prédispose à l'hémorrhagie cérébrale mieux que l'état plus ou moins scléreux des artères de l'encéphale. C'est un fait à peu près universellement admis. De plus, comme nos gangréneux, nos hémiplégiques sont souvent des diabétiques méconnus ou qui n'ont pas voulu se soigner. Or, dans ces cas, en diminuant la glycosurie, on affaiblit la prédisposition, on éloigne les hémorrhagies ultérieures, si on ne les empêche pas d'une façon définitive.

Chaque année, j'ai à traiter des diabétiques paralytiques ; toujours j'ai conseillé le traitement alcalin habituel, sans trop chicaner sur les doses. A l'eau minérale, je joins habituellement l'hydrothérapie, les frictions sèches, le massage, et, malgré cette thérapeutique active, je n'ai jamais consigné chez mes malades un seul retour de l'hémorrhagie cérébrale pendant leur séjour à Vichy. Quant aux symptômes dont ils se plaignent à peu près tous : polydipsie, amaigrissement, polyurie, etc., ils s'amendent le plus souvent dans un laps de temps très court ; et, comme pour les cas simples, les déperditions glycosiques subissent une rétrocession marquée.

Quelques esprits judicieux, ayant supposé que les Eaux de Vichy pouvaient être de quelque utilité dans les crises gastriques de l'ataxie locomotrice, nous ont adressé à l'hôpital plusieurs malades présentant ce genre de souffrances. Nous n'avons pas tardé à constater que l'analogie qu'on avait voulu créer entre les crises de la sclérose des cordons postérieurs et la gastralgie rebelle, ou les douleurs de l'ulcère simple de l'estomac, n'avait pas de raison d'être. En effet, sous l'influence du traitement thermal, ces crises gastriques ne faisaient que s'aggraver, et les injections de chlorhydrate de morphine pouvaient seules les calmer.

Toutes les affections chroniques du cœur s'observent à Vichy, à une période quelconque de leur évolution. Tantôt elles constituent une entité morbide indépendante, distincte ; tantôt, au contraire, elles sont liées d'une façon intime aux troubles fonctionnels des voies digestives ou de ses annexes, que nous sommes chargés de combattre et d'amender.

Les engorgements du foie, qui sont si fréquents chez nous, reconnaissent souvent pour cause unique une insuffisance valvulaire ancienne ; les néphrites chroniques, la lithiase biliaire, s'accompagnent parfois de lésions organiques du cœur qui ne sont pas sans influence sur la circulation générale. Ces altérations cardiaques ne doivent pas être ignorées, car elles exposeraient le malade à des accidents de la plus haute gravité, et le médecin aux plus sérieux mécomptes.

Prises dans leur ensemble et sans distinction de formes, les affections chroniques du cœur sont-elles une contre-indication absolue à la cure alcaline ?

Il y a un peu plus de cinquante ans, Nicolas faisait paraître une brochure (1) qui eut, à l'époque, un grand retentissement. Il y prétendait que nos sources avaient le pouvoir de dissoudre les végétations, dépôts fibrineux ou indurations qui se forment sur les valvules et à l'origine de l'aorte. A cette époque, on était imbu des idées de Prunelle, qui répandait *urbi et orbi* que l'eau de la Grande-Grille

____

(1) *Aperçu clinique sur l'utilité des alcalins et surtout des eaux minérales de Vichy contre certaines affections organiques du cœur.* — 1851.

dissolvait les engorgements de l'abdomen et jouissait d'une action élective sur le système de la veine porte. A l'appui de son opinion, Nicolas citait des exemples nombreux de guérison tirés soit de sa pratique hospitalière, soit de sa clientèle urbaine.

C'était reconnaître implicitement, aux Eaux de Vichy, une spécialisation de la plus haute portée ; mais, malheureusement, la clinique n'a pas sanctionné cette prétention. Sénac ne pense pas que les Eaux de Vichy puissent amener la résorption des végétations valvulaires ; constamment, chez ses malades, elles sont restées sans effet dans les endocardites et myocardites chroniques. Je me range entièrement à l'avis de ce savant clinicien.

Dans une cure thermale, même la mieux surveillée et dirigée, on est parfois témoin de troubles circulatoires d'une certaine intensité, caractérisés tantôt par de la gêne respiratoire, de l'angoisse, tantôt par des palpitations fatigantes. On examine le cœur, les gros vaisseaux, les poumons, et on ne trouve rien de suspect.

Ces phénomènes douloureux ont déterminé certains de mes collègues à proscrire, chez les hépatiques, l'usage de l'Eau de Vichy, s'ils ont constaté une affection concomitante du cœur. C'est pécher assurément par excès de prudence. Dans ces cas, l'eau administrée avec sagacité produit de bons effets et ne crée que rarement des inconvénients. Parfois, il est vrai, il survient des palpitations, de l'angoisse précordiale, mais la digitale fait rapidement cesser cet état. La balnéation est sans danger, pourvu qu'on se contente d'un bain frais et court, tous les deux jours au plus. Quant à l'hydrothérapie, chaude, tiède ou froide, elle peut avoir les conséquences les plus désastreuses. Voici un exemple entre plusieurs autres : Un de mes clients, atteint d'insuffisance aortique, souffrait depuis longtemps de dyspepsie. Je crus devoir lui conseiller l'hydrothérapie, malgré l'état de son cœur, lui recommandant, toutefois, d'agir avec la plus extrême réserve. J'ignore si toutes les précautions que j'avais soulignées furent prises; quoi qu'il en soit, cet homme eut, à la troisième douche, une syncope des plus graves. Un an plus tard, il mourait subitement en se mettant à table.

Lorsque les affections organiques du cœur s'accompagnent de gêne dans la circulation pulmonaire, qu'il y a une tendance manifeste à l'hémorrhagie, l'usage de nos eaux, *intus et extra,* m'a paru constamment aggraver cet état. La respiration devient anxieuse, angoissée, le pouls s'accélère, et il survient des crachements de sang souvent fort copieux. Ici encore, la digitale nous est d'un précieux secours, mais il est urgent de cesser la cure.

Lorsque le cardiaque est prédisposé à des troubles circulatoires du côté de l'encéphale, qu'il est sujet à des épistaxis, la plus grande circonspection est nécessaire. Il y a quelques années, je fus appelé à donner des soins à un étranger qui avait une insuffisance mitrale avec rétrécissement de l'orifice auriculo-ventriculaire gauche. Bien que le traitement thermal eût été des plus modérés, il survint à la fin de la cure une série d'hémorrhagies nasales, qui nous firent concevoir les plus vives inquiétudes. Le perchlorure de fer, la digitale, le tamponnement même échouèrent, le sulfate de quinine seul en eut raison.

Dans l'anasarque généralisée de la période ultime des affections cardiaques, personne ne songe à utiliser un traitement alcalin, quelque atténué qu'il soit. Mais quand l'œdème est limité aux pieds, l'emploi à l'intérieur de l'Eau de Vichy n'aggrave jamais cet état. Il n'en est pas de même de la balnéation; souvent, au contraire, l'œdème suit une marche ascensionnelle dès les premières immersions. Dans ces cas, les lotions froides, répétées plusieurs fois dans la journée, n'offrent pas les mêmes inconvénients.

CHAPITRE II

L'Hémophilie

est-elle une contre-indication au traitement
par les Eaux de Vichy ?

Application générale du traitement alcalin dans l'hémophilie. De ses effets dans la métrorrhagie, les hémorrhoïdes et les hémorrhagies gingivale et nasale dépendant des scléroses du foie.
De l'hémoptisie dans la tuberculose pulmonaire. Des mauvais effets des Eaux de Vichy dans ce cas. Réserves à faire en ce qui concerne la phtisie diabétique.

Le titre même de ce sujet peut donner lieu à des divergences d'interprétation fâcheuses. Nous allons l'expliquer en lui consacrant quelques lignes de développement. Il n'est pas dans notre intention d'étudier l'hémophilie essentielle, variété rare, aujourd'hui qu'on connaît mieux les maladies générales pouvant influer sur la circulation capillaire de l'économie.

Prétendre que l'hémophilie n'est jamais idiopathique, ce serait aller trop loin, assurément ; mais il est hors de doute que, le plus souvent, les hémorrhagies spontanées, abondantes et répétées, qui ont lieu par les fosses nasales, les gencives, l'estomac et les bronches, ou celles qui sont provoquées par un traumatisme léger, une blessure de peu d'importance, sont sous la dépendance d'un état diathésique ou d'une maladie chronique. La première variété est complètement en dehors de notre sujet ; la seconde, au contraire, se rencontre chaque jour sous nos pas, étant généralement produite par le diabète, les scléroses du foie, la gastrite chronique ou les lésions des voies urinaires. C'est donc cette dernière variété que nous nous proposons d'étudier.

1. — Métrorrhagie

A l'état normal, l'utérus participe largement au travail congestif général. Voici, en effet, ce qui se passe chez les femmes réglées qui viennent à Vichy suivre un traitement pour une affection chronique quelconque, mais indépendante de la matrice. Généralement, elles arrivent peu après la fin de leurs règles, afin de pouvoir se baigner tout à leur aise. Vers le dixième ou le douzième jour de la cure, parfois avant, elles ressentent de l'agitation, de l'excitation nerveuse, de la céphalalgie, de l'insomnie, qu'elles ne manquent pas d'attribuer à la balnéation ou à l'hydrothérapie, et le lendemain elles sont toutes surprises de voir reparaître leurs menstrues. Pensant que ce retour n'a rien de sérieux et surtout afin de ne pas perdre un temps précieux, elles continuent la médication interne, parfois aussi la médication externe ; le flux augmente alors et ne cesse que quand on a suspendu tout traitement.

Cette congestion utérine est tout à fait bénigne ; ce n'est qu'exceptionnellement qu'elle revêt le caractère d'une métrorrhagie. Cependant, on observe de temps en temps, chez les femmes touchant à l'âge de la ménopause et dont l'utérus ne présente ni fibrome ni cancer, un flux hémorrhagique tellement abondant qu'on est obligé de recourir au tamponnement du vagin et d'administrer le seigle ergoté à l'intérieur. Les faits de ce genre se comptent ; quoi qu'il en soit, l'hémorrhagie ne résiste jamais à cette médication.

Chez les jeunes filles de quinze ans non encore réglées, les eaux bicarbonatées-sodiques déterminent fréquemment une hyperémie utérine assez marquée pour provoquer d'une façon définitive l'apparition du flux cataménial. Ces exemples sont si communs qu'on ne peut voir là une simple coïncidence. Mais ce qui est encore beaucoup moins rare, c'est de voir, chez les femmes ayant dépassé la cinquantaine et dont les règles sont supprimées depuis deux ou trois ans, de véritables pertes, durant cinq ou six jours et s'accompagnant de coliques, douleurs lombaires, etc. Si, après leur cessation, on examine l'utérus, on est tout étonné de ne trouver ni tumeur ni lésion, soit du col soit du corps, expliquant l'apparition brusque de cette hémorrhagie.

Sont-ce bien des menstrues à qui l'on a affaire dans ce cas ? Nous ne le pensons pas ; car, une fois la cure alcaline suspendue, l'écoulement s'arrête pour ne plus reparaître dans l'avenir. Quoi qu'il en soit, ces derniers faits, comme les précédents, ne peuvent s'expliquer autrement que par un afflux sanguin considérable dans les sinus utérins, sous l'influence de la médication alcaline ; dans l'un comme dans l'autre cas, on peut, une fois l'hémorrhagie arrêtée, reprendre la cure thermale et la continuer jusqu'à son terme habituel de vingt à vingt-cinq jours.

C'est une perte de temps et rien de plus. Cependant, chez quelques femmes nerveuses ou pléthoriques, les règles apparaissent au début du traitement thermal, s'arrêtent lorsqu'on le suspend, et recommencent dès qu'il est repris. Les exemples de ce genre sont rares.

Lorsque l'utérus est gravide, la congestion dont il est le siège n'est jamais assez forte pour provoquer l'expulsion de l'embryon ou du fœtus. Il est possible que, dans des grossesses datant de quelques semaines, cet accident se produise, bien que jusqu'ici rien ne donne à le supposer ; mais, lorsque la grossesse remonte à plusieurs mois, l'avortement n'est pas à craindre. Villemin et Nicolas se sont prononcés catégoriquement sur ce point. A différentes reprises, j'ai pu moi-même faire suivre à des femmes enceintes un traitement thermal assez étendu, sans être témoin du plus léger accident. Il est donc à supposer que l'action de l'Eau de Vichy s'exerce seulement sur les sinus qu'elle hyperémie, mais qu'elle ne provoque pas la contraction des fibres musculaires de l'utérus.

II. — Hémorrhoïdes

L'action de nos Eaux minérales sur la circulation veineuse de la partie inférieure du gros intestin est tout aussi énergique que sur celle de l'utérus. Chez les malades qui suivent un traitement thermal, il n'est pas besoin qu'il y ait prédisposition évidente, soit par une vie sédentaire, soit par une sclérose du foie, soit par une obésité marquée, pour qu'une tumeur hémorrhoïdaire se forme. Cependant, lorsqu'il y a déjà une stase sanguine habituelle dans le rectum, les hémorrhoïdes se constituent beaucoup plus rapidement.

C'est vers la fin de la première moitié de la cure, quelquefois aussi dans les derniers jours, qu'on observe les premiers symptômes de ce genre de tumeur. Les malades se plaignent de démangeaisons, de cuisson à l'anus, de constipation, de malaise général, de chaleur à la peau. Lorsqu'ils vont à la selle, ils éprouvent de la pesanteur au fondement, de la gêne, et, après quelques jours de souffrances, une petite grosseur apparaît à la marge de l'anus. Sous l'influence des efforts de défécation, elle augmente peu à peu de volume, donne d'abord lieu à un suintement sanguin presque inappréciable ; mais bientôt il se produit à sa surface de véritables hémorrhagies.

Dans d'autres cas, les hémorroïdes ont disparu depuis plusieurs années, les malades en ont oublié les malaises ou les douleurs, et tout d'un coup, après quelques jours de cure à Vichy, elles reviennent avec leurs caractères primitifs d'inquiétude et de flux. Parfois même, l'écoulement sanguin qui se produit alors est plus accentué qu'autrefois.

Chez les gens porteurs d'hémorrhoïdes fluentes à périodes fixes, il est rare qu'après quelques jours de traitement alcalin il ne se déclare pas un écoulement sanguin d'une certaine importance.

Comme pour l'utérus, le flux habituel est ordinairement avancé, rarement il est retardé, toujours il est plus abondant et plus long qu'avant la cure.

Dans les trois hypothèses que nous venons d'examiner, si, une fois l'hémorrhoïde constituée, on continue l'emploi de nos Eaux, la fluxion augmente en même temps que la tumeur grossit, devient chaude, douloureuse. La marche est alors pénible, il y a de la fièvre, de la céphalalgie. Il se produit des coliques, de la transpiration. Pendant plusieurs jours, le malade voit du sang dans ses selles et aussi en dehors des épreuves de la défécation. L'écoulement acquiert alors une assez grande abondance. Rarement, cependant, on est obligé d'intervenir énergiquement, soit par des bains de siége, soit par des applications d'eau froide ; la suspension du traitement pendant deux ou trois jours suffit ordinairement pour arrêter l'hémorrhagie. On peut ensuite reprendre la médication alcaline, qui se termine alors sans accident nouveau.

Il m'est arrivé plusieurs fois d'observer, chez des malades atteints de cirrhose du foie, la continuation du flux hémorrhoïdaire pendant toute la durée de la médication thermale ; mais je me hâte de dire que les exemples de ce genre sont tout à fait exceptionnels.

III. — Hémorrhagies nasale et gingivale

L'épistaxis essentielle n'a rien de commun avec le sujet qui nous occupe. Il en est de même des hémorrhagies nasales secondaires occasionnées par des fièvres graves, la dothiënentérie par exemple. Mais il arrive parfois que, dans les scléroses du rein et surtout du foie, il survient des épistaxis qui, sans constituer un symptôme fondamental, ne doivent cependant pas être considérées comme un accident ou un épiphénomène sans valeur. Fréquemment, alors, l'écoulement se borne à quelques gouttes de sang le matin au réveil, lorsque le malade se mouche, et dans la journée, s'il vient à éternuer. D'autres fois, aussi, on a affaire à de véritables hémorrhagies par l'abondance du sang répandu, par l'affaiblissement général et l'anémie qu'elles entraînent à leur suite. Dans les cirrhoses du foie, on les observe à toutes les périodes de la maladie, mais surtout au début. C'est même un auxiliaire puissant lorsque le diagnostic est hésitant. Apparaissant d'une façon brusque, elles persistent plusieurs jours, des semaines même, s'arrêtent ensuite pendant quelques mois pour reparaître, sans qu'on puisse invoquer une cause extérieure quelconque. Chez certains malades, il ne se passe pas de semaines sans qu'une épistaxis importante, sérieuse, ne vienne aggraver son état.

Si, dans le scorbut, l'hémorrhagie gingivale est un symptôme constant, dans les cirrhoses du foie — surtout dans la forme hypertrophique — elle n'est pas une complication rare. Moins commune dans le diabète comme aussi moins abondante, elle mérite cependant d'être mentionnée parce qu'elle donne souvent lieu à des méprises. Parfois, en effet, les crachements de sang sont pris pour des hémoptysies, mais il suffit alors d'examiner l'état des dents et des gencives, d'ausculter la poitrine, pour éviter toute erreur.

Lorsqu'un cirrhotique est sujet à des épistaxis ou à des hémorrhagies gingivales abondantes et répétées, le traitement alcalin est-il formellement contre-indiqué ?

Dans les scléroses du foie qui débutent, Vichy arrête souvent la marche du processus morbide ; lorsque l'affection est arrivée à sa période d'état, nos Eaux reculent la terminaison fatale, retardent la cachexie. C'est un fait très habituel. Certains prétendent même que, si le sujet n'est pas encore arrivé à une période très avancée, la guérison peut se produire.

Bien que cette assertion mérite d'être confirmée par de nouveaux faits, et qu'il y ait tout lieu de croire qu'on a pris un temps d'arrêt, une rémission, pour une guérison complète, il n'en est pas moins avéré que Vichy améliore notablement la situation des malades atteints de cirrhose hépathique même avancée. Dans ces cas, les épistaxis, les hémorrhagies gingivales ne constituent pas une contre-indication formelle au traitement par les alcalins. Intimement liées à un état dyscrasique du sang et à une gêne dans la circulation générale, ces hémorrhagies cessent assez vite, pour peu que l'affection chronique dont elles dépendent soit elle-même modifiée avantageusement.

Dans les cas habituels, après la première semaine de la cure alcaline, les écoulements sanguins diminuent d'abondance et de fréquence ; en même temps les forces reviennent, l'affaiblissement ne fait plus de progrès. A la fin du traitement, les hémorrhagies nasale ou gingivale sont complètement arrêtées. Dans les cas les moins favorables, ces écoulements sanguins suivent leur cours ordinaire ; ils n'augmentent ni ne diminuent d'intensité sous l'influence des alcalins. Aussi le tamponnement des fosses nasales pour des épistaxis rebelles est-il rare à Vichy. Une seule fois, j'ai dû intervenir activement pour arrêter une hémorrhagie gingivale qui se produisait deux ou trois fois par jour au niveau de la canine inférieure droite : des applications locales de perchlorure de fer et l'administration du seigle ergoté à l'intérieur furent nécessaires pour l'arrêter. Mais jamais je n'ai dû suspendre le traitement alcalin, à cause de l'abondance de l'écoulement, et dans tous les cas que j'ai traités, la cure a été aussi complète que possible.

IV. — Hémoptysie

La dyspepsie est souvent un signe précurseur de la tuberculose pulmonaire ; bien avant que le premier crachement de sang se déclare, on observe cuez les malades des troubles gastriques persistants. On a même prétendu que c'était l'opiniâtreté de ces désordres qui était la cause prochaine de la tuberculose. Nous ne nous arrêterons pas à discuter les diverses opinions émises sur cette question de pathogénie.

A Vichy, il nous arrive chaque année d'observer des dyspeptiques jeunes, placés sur la pente de la tuberculose, mais ne présentant pas encore aux poumons ni ailleurs les signes de cette affection. Dans ces cas, la médication alcaline est généralement bien tolérée, à condition de prescrire de faibles doses d'eau minérale en boisson. Le plus souvent, l'état de ces dyspeptiques s'améliore sensiblement. Ils reprennent de l'appétit, digèrent mieux, n'ont plus de constipation ni de diarrhée. Si, dans les cas de ce genre, on joint l'hydrothérapie, les forces reviennent rapidement et la gaieté renaît. Très rarement des crachements de sang viennent interrompre la cure et jeter de l'ombre sur le tableau, surtout si les malades s'astreignent à une hygiène sévère.

Lorsque chez les jeunes sujets atteints de dyspepsie, on constate, par l'auscultation et la percussion, un commen-

cement d'induration du poumon, et que l'examen bactériologique décèle la présence du bacille de Koch dans les
crachats, la médication alcaline produit des effets pernicieux. Non seulement les troubles digestifs ne s'amendent
pas, mais il survient à bref délai des hémoptysies d'importance et de gravité variables. Ces hémorrhagies ne sont pas
les filles du hasard, car une fois arrêtées, si on recommence
le traitement thermal, elles se reproduisent et cette fois
avec plus d'intensité que précédemment. J'ai été fréquemment témoin de faits de ce genre, non pas dans la clientèle
habituelle de notre station, mais chez des jeunes gens venant
de faire une cure au Mont-Dore ou à la Bourboule pour
de la tuberculose pulmonaire à la première période. Avant
de regagner leur pays, ils désirent passer quelques jours à
Vichy, afin de profiter de ses attractions diverses. Comme
ils sont désœuvrés, ils occupent leurs loisirs à boire à toutes
les sources, surtout à Chomel qui jouit de la réputation de
guérir les affections de poitrine. Quatre ou cinq jours après,
ces jeunes imprudents crachent le sang et sont obligés de
s'aliter.

Les Eaux de Vichy produisent-elles dans la phtisie
diabétique les mêmes effets congestifs, et de ce fait sont-
elles nettement contre-indiquées ?

C'est dans cette redoutable complication du diabète qu'on
observe à Vichy la plupart des hémoptysies. Bien que la
tuberculose revête dans cette maladie le plus souvent le
caractère torpide, il n'est pas rare cependant de voir des
phtisies éréthiques donner lieu, à différentes reprises, à des
crachements de sang copieux. C'est à ce titre que nous
sommes amené à parler du traitement alcalin de la phtisie
diabétique.

Chez les glycosuriques de quinze à trente ans, la tuberculose suit une marche rapide. Très vite les malades se
cachectisent, et au bout de peu d'années ils succombent,

quoi qu'on fasse pour enrayer la marche de l'affection primitive. Dans ces cas, Vichy est au moins inutile, car les quantités énormes de sucre que ces malades éliminent chaque jour ne diminuent pas sensiblement sous l'influence du régime et de la médication thermale. Quant aux forces, elles ne reviennent pas, et l'amaigrissement augmente plutôt qu'il ne décroît. En ce qui concerne la tuberculose pulmonaire, elle reste stationnaire lorsqu'elle ne s'aggrave pas. De temps en temps je vois des malades de cette catégorie ; je ne les revois jamais l'année suivante, non point parce qu'ils sont guéris, mais à cause du contraire.

L'âge mûr, la vieillesse même, ne sont pas exempts de la phtisie diabétique. Toutefois, c'est de quarante-cinq à cinquante ans qu'on l'observe le plus communément. Cette déchéance physiologique, dit Bouchardat, est le privilège presque exclusif des gens qui ont négligé de se soigner, qui n'ont vu dans la glycosurie qu'un phénomène insignifiant dont il n'y avait pas à tenir compte, ou qui ont ignoré leur diabète parce qu'il déterminait peu de troubles inquiétants et palpables.

Suivant Richardson, la phtisie pulmonaire du diabétique serait remarquable par deux caractères : sa marche rapide et l'absence de sueurs à la suite des accès de fièvre intermittente symptomatique. La dernière proposition est curieuse, dit M. Brouardel ; quant à la première, elle est trop absolue. Beaucoup de diabétiques ont au contraire des phtisies très lentes, marchant par poussées et s'arrêtant quand la maladie primitive s'amende. Cette marche rapide mentionnée par Richardson est admise par Wilks et Davy. Dans sa thèse inaugurale, M. Coste l'accepte également et, au point de vue de l'évolution, il compare ce processus à celui de la tuberculose aiguë. En voulant trop généraliser, ces auteurs ont établi une confusion regrettable dans la marche de la tuberculose chez le diabétique. Il est certain qu'à l'époque de la puberté la phtisie évolue vite ; mais à l'âge mûr et dans la vieillesse elle franchit toutes ses périodes avec une grande lenteur. A ce moment de la vie, on voit même bon nombre de tuberculeux ne jamais devenir phtisiques. En effet, à l'autopsie des diabétiques qui succombent d'une affection intercurrente, on est frappé de la fréquence du tubercule dans les poumons. A maintes reprises, il m'a été donné de constater sur le cadavre des quantités énormes de ces néoplasmes, tantôt isolés, tantôt en masse, les uns à la période de crudité, les autres en voie de ramollissement, sans que pendant la vie on ait pu soupçonner leur présence, soit par l'auscultation, soit par les symptômes accusés par les malades.

En somme, la phtisie diabétique chronique présente, comme la phtisie chez les arthritiques, trois caractères principaux : la grande lenteur dans la marche et l'évolution des symptômes, et l'absence de rapport entre l'état local du poumon et l'état général du sujet.

Max Durand-Fardel prétendait que, s'il y a la moindre prédisposition à la phtisie, les Eaux de Vichy sont formellement contre-indiquées dans le diabète. C'est assurément pousser trop loin la prudence. Nous venons de dire, en effet, que dans presque toutes les autopsies de glycosuriques succombant à une affection intercurrente, on trouve des tubercules dans les poumons ; c'est proclamer que presque tous les diabétiques sont plus ou moins tuberculeux. Or, priver les malades de cette catégorie du bénéfice des Eaux de Vichy, c'est exclure la plus grande partie des diabétiques ; c'est, en outre, aller contre le but où l'on tend ; car en n'arrêtant pas les déperditions sucrées quotidiennes, on favorise l'invasion de la phtisie et on en accélère la marche.

Doit-on conseiller la médication alcaline lorsque la phtisie est confirmée ?

A la première période, on ne saurait concevoir de doute ;

les hémoptysies qui se manifestent de préférence à ce moment ne sauraient l'empêcher, à moins qu'elles ne soient trop abondantes ou trop répétées, et qu'elles ne s'accompagnent de fièvre, d'amaigrissement sensible et d'affaiblissement. Mais lorsque la congestion pulmonaire est peu active, la cure thermale n'est pas contre-indiquée ; il n'y a que dans les cas exceptionnellement graves que tout traitement hydriatique doit être sévèrement proscrit. Sous l'influence de nos Eaux, le sucre diminue dans les cas ordinaires presque avec autant de ponctualité que chez les diabétiques non tuberculeux. Il m'est arrivé rarement d'être contraint d'abréger la durée de la cure, à cause de l'apparition d'une hémoptysie. C'est à la rigueur du traitement thermal, à son intensité plutôt qu'au traitement thermal lui-même que j'ai imputé alors cet accident. Je l'aurais probablement évité si j'avais employé des doses plus faibles d'eau minérale en boisson, et surtout si j'avais exclu toute pratique externe.

Dans la seconde période de la phtisie diabétique, le traitement alcalin n'est pas formellement contre-indiqué, mais il doit être soigneusement surveillé. Cependant, lorsqu'il existe au sommet du poumon un vaste foyer de ramollissement, de la fièvre, de la bronchite, il faut s'abstenir absolument de toute médication thermale. Si les lésions pulmonaires sont peu étendues et les phénomènes généraux peu accusés, on voit sous l'influence de nos Eaux en boisson — la seule manière dont elles doivent être utilisées — le sucre diminuer graduellement sans jamais disparaître, les forces augmenter et l'amaigrissement se suspendre.

A la troisième période, lorsqu'il y a des cavernes, que la cachexie est imminente, il est préférable de s'abstenir de tout traitement thermal et même de toute thérapeutique active. Cependant Sénac prétend que le traitement par les Eaux de Vichy ne paraît avoir aucune influence funeste sur la marche de la tuberculose, que même le traitement parvient à diminuer la quantité de sucre éliminé par les urines, et que parfois la tuberculose est enrayée. Il a vu chaque année des diabétiques tuberculeux, ayant des cavernes dans les poumons depuis fort longtemps, qui de temps à autre avaient des crachements de sang, et pourtant retiraient, au moins momentanément, de leur séjour à Vichy un grand bénéfice. Ce sont des cas heureux.

Dans les deux dernières périodes de la phtisie diabétique, les hémoptysies, sans être ni aussi fréquentes ni aussi abondantes que dans la première, ont parfois une certaine importance et influent ainsi notablement sur la santé générale du sujet, d'autant plus qu'on a ordinairement affaire à des gens affaiblis et très émaciés. Néanmoins, lorsque les autres symptômes le permettent, l'hémoptysie par elle-même ne contre-indique pas formellement l'emploi des Eaux de Vichy. Sans être rare dans cette station, elle n'est ni plus commune ni plus copieuse qu'à domicile ou ailleurs.

V. — Gastrorrhagies

C'est dans l'ulcère simple et le cancer de l'estomac qu'on observe le plus habituellement ce grave accident.

Dans la première affection, les hématémèses sont fréquentes et abondantes. Elles finissent à la longue par engendrer un état d'anémie très prononcé, que l'inappétence maintient et que les vomissements alimentaires augmentent, par défaut de nutrition suffisante. Dans ces cas nombreux, l'Eau de Vichy non seulement n'est pas contre-indiquée, mais encore elle doit être formellement conseillée. Sous son influence, les vomissements alimentaires s'arrêtent, les douleurs épigastriques se calment, le malade recouvre son appétit et digère à la longue certains aliments solides. Quant aux hématémèses, elles disparaissent ou tout au moins elles sont plus faibles. Cette amélioration persiste au retour ; ce n'est donc pas un simple badigeonnage de la cavité stomacale.

Les vomissements noirâtres, couleur marc de café, ne contre-indiquent point par eux-mêmes l'emploi de l'Eau de Vichy sur place, à moins qu'ils ne soient trop copieux et qu'ils ne se reproduisent trop fréquemment. Ce symptôme constituant un élément important de la vie du cancéreux, nous sommes amené par cela même à parler du traitement thermal de l'affection dont il dépend.

Les premiers jours de la cure, les malades ont un peu plus d'appétit ; ils digèrent plus aisément, ils reprennent même un peu de force et de courage. Cette légère amélioration est-elle bien due à la médication thermale ? Nous ne le pensons pas. Le changement de climat et d'habitudes suffit amplement pour expliquer ce temps d'arrêt dans la marche de la maladie. En effet, dès le commencement de la seconde semaine de la cure, l'inappétence revient, la digestion est lente, pénible, et au moment du départ l'état général est le même qu'à l'arrivée quand il n'est pas plus précaire.

Tels sont en quelques lignes les résultats immédiats du traitement thermal du cancer de l'estomac. S'ils ne sont pas encourageants, les résultats ultérieurs sont encore bien plus décourageants. Lorsque le malade a réintégré son domicile, tous les symptômes morbides s'aggravent ; les vomissements alimentaires, visqueux ou noirâtres, se renouvellent plus fréquemment, les crises de cardialgie sont plus longues et plus répétées, la tumeur épigastrique augmente de volume et gagne les organes circonvoisins ; son teint terreux s'accentue, ses forces diminuent, son amaigrissement fait de rapides progrès, et il meurt un mois ou un mois et demi après avoir quitté Vichy, alors qu'il en eût vécu quatre ou cinq et même davantage s'il n'y était pas venu.

Le coup de fouet que nos Eaux donnent au cancer de l'estomac sert parfois à éclairer le diagnostic, lorsqu'il est entouré de sérieuses difficultés. Il se présente à nous fréquemment des gens qui se disent dyspeptiques, gastralgiques ou bien atteints de gastrite chronique. Si on les examine minutieusement, on apprend qu'ils ont maigri beaucoup en peu de temps, que leurs digestions sont pénibles, qu'ils ont très peu d'appétit, et qu'ils vomissent de temps en temps des glaires et de la nourriture. A la palpation de la région épigastrique on ne trouve pas de tumeur ; on les soumet alors à un régime approprié et au traitement thermal. S'ils ne sont pas sur la voie du cancer, tous ces signes inquiétants se dissipent peu à peu, la santé renaît et se maintient d'une façon définitive ; dans le cas contraire, ils s'aggravent, et il est rare qu'à la fin de la cure ou quelque temps après, la palpation de l'épigastre ne permette pas de découvrir une indication qui autorise d'attribuer à ces troubles digestifs leur réelle signification.

En juin 1904, je reçus la visite d'un homme âgé d'une cinquantaine d'années, dont le père était mort de cancer de l'estomac, ce qui constituait à mes yeux une mauvaise note, car mon visiteur avait très peu d'appétit, tenait la viande en horreur, digérait mal et vomissait même de temps en temps des mucosités et des aliments. D'un caractère triste, il ne se plaisait que dans la solitude. Enfin, son teint jaune-pâle se dissimulait mal sous son chapeau de paille. Contre mon attente, je ne trouvai rien de suspect à l'épigastre. Néanmoins, je lui prescrivis un régime sévère, consistant uniquement en lait et œufs, et l'engageai à ne pas absorber à la source de l'Hôpital plus de trois cents grammes d'eau minérale, et à s'abstenir d'une façon absolue de bains et de douches. Cinq jours après, son état était le même ; pourtant, un soir, il avait vomi quelques glaires. Le dixième jour de la cure, un mieux sensible s'était produit ;

le malade avait un peu plus d'appétit, ne vomissait plus et n'était pas incommodé par les odeurs de la cuisine. Il avait repris de la gaieté et un peu de force. Comme il était dégoûté du lait, je lui conseillai des purées de légumes, des crèmes, des confitures, en continuant le lait comme boisson de table. Je portai enfin la dose d'eau de l'Hôpital à quatre cents grammes. Le quinzième jour, l'appétit ayant encore augmenté et la digestion s'opérant régulièrement, j'ajoutai de la viande blanche à son menu, et élevai à cinq cents grammes par jour l'eau de l'Hôpital.

La veille de son départ, — le vingtième jour de la cure, — ce malade mangeait avec appétit et digérait facilement la viande rouge, les forces étaient revenues et l'amaigrissement avait cessé. Pendant toute la durée de son séjour à Vichy, j'explorai quatre ou cinq fois la région épigastrique, pensant mettre le doigt sur une tumeur. A mon grand étonnement, je ne pus jamais constater la moindre nodosité, le plus léger empâtement. En présence de ce résultat négatif, j'engageai cet homme à revenir à Vichy en septembre, afin de consolider sa guérison. Une fois arrivé à son domicile, il continua à manger et à digérer assez aisément pendant une quinzaine de jours, puis l'appétit diminua et la digestion devint plus pénible. Il attribua cette quasi-rechute à la chaleur, et partit pour la montagne afin d'y trouver un peu de fraîcheur. Mais son état y resta stationnaire, et il dut revenir dans son pays, après une villégiature de dix jours. Il se reposa quelque temps, car le chemin de fer l'avait beaucoup fatigué, arrangea ses affaires et revint à Vichy un peu avant le terme que je lui avais assigné. Tous les symptômes que j'avais notés en juin s'étaient accentués, et à la palpation je constatai à la région épigastrique la présence d'une tumeur dure, peu mobile, de la grosseur du poing d'un adulte. J'engageai alors ce malade à retourner à son domicile à bref délai, ce qu'il fit dix jours après. Vichy avait fait le diagnostic ; c'était un épithélioma.

Ce qui se passe dans le cancer de l'estomac a lieu également dans le cancer des autres organes abdominaux, et en particulier dans celui du foie. Nos Eaux augmentent le volume de la tumeur et facilitent sa tendance à la généralisation.

VI. — Hématuries

C'est un symptôme fréquent des maladies des voies urinaires. A Vichy, on l'observe dans trois affections principales : 1º la pyélo-néphrite calculeuse ; 2º la néphrite albumineuse ; 3º la cystite.

Avant d'instituer le traitement thermal, il est prudent de s'assurer si on est réellement en présence d'un hématurique. Cette constatation n'offre pas de difficulté, lorsqu'on trouve, dans le vase de nuit du malade, du sang rouge avec des caillots de même couleur ou noirâtres. Mais il arrive fréquemment que la teinte du liquide est simplement brune, ressemblant à de la suie délayée. Cette coloration n'est pas toujours caractéristique, car on l'observe communément chez les malades qui absorbent du salol ou de l'acide phénique. Une fois la présence du sang dans les urines nettement constatée, on doit rechercher s'il provient réellement des voies urinaires. Chez l'homme, cette recherche est facile, mais chez la femme, réglée ou non, chez la fille vierge, un examen des organes génitaux s'impose pour asseoir le diagnostic sur des bases solides.

De tous les types d'hémophilie, c'est dans l'hématurie que le maniement des Eaux est le plus délicat. Il arrive, en effet, chez des sujets n'ayant jamais uriné de sang et se rendant à nos thermes pour une affection indépendante des voies urinaires, que, sous l'influence de certaines sources, celles des Célestins en particulier, une ou même plusieurs hématuries se déclarent tout à coup. Ces Eaux ont la malheureuse propriété de congestionner outre mesure la muqueuse des voies urinaires, surtout quand on les administre à dose élevée et pendant un laps de temps prolongé. Aussi doivent-elles être sévèrement proscrites chaque fois que cette muqueuse est ulcérée ou notablement altérée dans sa texture. Les autres sources du bassin de Vichy n'offrent pas le même inconvénient ; c'est donc à elles qu'on devra recourir toutes les fois qu'on aura à redouter une hématurie.

La pyélo-néphrite suppurée est souvent une complication de la gravelle et des calculs du rein. A l'état aigu, elle n'est pas justiciable des Eaux de Vichy. A l'état chronique, elle mérite une mention spéciale. Trois symptômes principaux doivent attirer l'attention : les douleurs de la région lombaire et des flancs, la présence du pus dans l'urine, les hématuries.

Sous l'influence du traitement alcalin, ces accidents s'amendent généralement ; les douleurs cèdent assez rapidement ; en peu de jours les urines s'éclaircissent, le pus diminue de quantité. Quant aux hématuries, elles finissent aussi par cesser, mais une cure prolongée est nécessaire pour arriver à ce résultat. Les exemples de ce genre d'hémorrhagie ne sont pas rares à Vichy. Quelques praticiens pensent qu'on doit alors discontinuer l'emploi de nos Eaux. C'est pécher par excès de timidité. On se contentera de les suspendre durant quelques jours, pour les reprendre ensuite, car ces sortes d'hémorrhagies ne sont jamais assez abondantes pour débiliter trop le malade.

La médication alcaline est absolument contre-indiquée dans la néphrite albumineuse aiguë. Lorsqu'au contraire elle est passée à l'état chronique, elle est de toute nécessité.

Les hématuries, sans être habituelles dans cette affection,

ne sont pas exceptionnelles. Doivent-elles empêcher la continuation de la cure ? Il n'en est rien ; on ne devra tenir sérieusement compte de cette complication que s'il y a amaigrissement et affaiblissement extrêmes ; s'il y a anasarque, s'il y a cachexie en un mot.

Dans la cystite chronique essentielle ou symptomatique, les pissements de sang qui se produisent à certaines mictions ne contre-indiquent pas le traitement alcalin. Lorsqu'ils se déclarent fréquemment pendant la cure, on est obligé parfois de l'interrompre, mais presque constamment on peut recommencer l'usage des Eaux dès qu'ils sont arrêtés.

Toutes les autres variétés d'hématuries, quel que soit leur siège, pourvu toutefois qu'elles ne se développent pas dans le cours d'une maladie aiguë et qu'elles ne tiennent pas à des tubercules ou à un carcinome du rein ou de la vessie, sont combattues efficacement par les Eaux de Vichy. Néanmoins, afin d'éviter une congestion trop active des voies urinaires, on devra se contenter de prescrire des doses moyennes ou même faibles d'eau minérale ; on préférera les bains aux douches.

En résumé, dans toutes les maladies chroniques où les Eaux de Vichy doivent être prescrites, les hémorrhagies qui se montrent à quelques-unes de leurs périodes ne constituent pas une contre-indication formelle au traitement hydrominéral. Les eaux alcalines doivent même être conseillées pour combattre certaines hémorrhagies tenant à une lésion anatomique des voies digestives et urinaires. Il n'y a contre-indication absolue que si ces hémorrhagies sont provoquées ou accompagnées par un état aigu grave, ou si elles se produisent au milieu d'un état cachectique avancé.

CHAPITRE III

Maladies chroniques
de l'Estomac et de l'Intestin

Toutes les variétés de dyspepsies, sauf celle qui est liée à la tuberculose, sont améliorées par les Eaux de Vichy. Distinctions nosologiques à établir entre la gastralgie et la dyspepsie.

Gastrite chronique et dilatation de l'estomac. Importance du lavage dans ces cas.

De l'ulcère de l'estomac. Discussion sur l'opportunité du lavage.

Les Eaux de Vichy sont aussi puissantes dans les affections chroniques de l'intestin que dans celles de l'estomac. Considérations générales sur l'entérite chronique, l'entéro-colite, la diarrhée des pays chauds, la dysenterie et la lientérie. Uniformité du traitement thermal et différences de régime dans chacune de ces formes morbides. Effets salutaires de l'entéroclyse.

La dyspepsie est un terme vague, embrassant tout un ensemble d'états pathologiques divers ; c'est donc un symptôme et non une entité morbide particulière. L'impossibilité d'établir une classification scientifique résulte de ce qu'on ne connaît encore qu'impartaitement les affections chroniques de l'estomac. Il s'ensuit qu'on confond parfois, sous le nom de dyspepsie, un grand nombre de malaises passagers qui n'ont rien de commun avec elle, l'embarras gastrique par exemple.

Les désordres digestifs étant généralement occasionnés par des altérations superficielles de la muqueuse stomacale, l'anatomie ne peut ni nous éclairer ni nous guider à ce sujet, car dans ces cas la mort est un phénomène tout à fait inconnu.

Nous sommes donc contraint de conserver ce vieux cliché, quelque imparfait et usé qu'il soit.

Nous regardons comme dyspeptique tout malade sujet à des éructations, à des aigreurs ; chez qui l'appétit est irrégulier et la digestion pénible. Après le repas, cet homme éprouve des bâillements, a de la tendance à dormir ; il se plaint, en outre, tantôt de constipation, tantôt de diarrhée. Comme ces malaises ne s'accompagnent pas de fièvre et que la région épigastrique est à peine sensible, le malade ne s'effraie pas outre mesure, il continue à se livrer à ses occupations ordinaires ; mais, très vite, ces troubles retentissent du côté des systèmes nerveux et circulatoire. Il survient de la céphalalgie après le repas, des vertiges ; le sujet devient triste et irritable, il ressent dans les membres des fourmillements qui lui font redouter une paralysie à bref délai, si bien qu'à la longue il finit par tomber dans la neurasthénie. Du côté du cœur, les malaises sont encore plus retentissants ; il éprouve des palpitations, de l'angoisse, de la gêne respiratoire ; si on touche le pouls, il est intermittent et petit.

Tous ces symptômes évoluent lentement ; souvent même ils subissent des temps d'arrêt que le traitement auquel le malade est astreint ne peut pas toujours expliquer. Pour peu qu'ils persistent, un amaigrissement progressif apparaît, s'accompagnant d'affaiblissement général qni rend le malade incapable de tout travail intellectuel ou physique.

La dyspepsie a son point d'origine tantôt dans les organes digestifs eux-mêmes, tantôt dans les viscères de la poitrine, tantôt enfin elle est l'expression d'une affection générale, la tuberculose ou l'arthritis. Cette multiplicité de causes pathologiques exige une thérapeutique différente pour chaque cas particulier. Aussi toutes les eaux minérales revendiquent-elles les dyspeptiques ; bien que cette prétention nous semble un peu exagérée, il n'en faut pas moins reconnaître qu'un certain nombre d'entre elles, en modifiant avantageusement l'état général du sujet, remédient aux désordres digestifs d'une façon appréciable.

Toutes les formes de dyspepsies ne sont donc pas justiciables des Eaux de Vichy. Celles qui tiennent à la tuberculose nous échappent ; je dirai plus, dans l'immense majorité des cas, la cure alcaline expose à des dangers réels, sans jamais être compensée par des avantages sérieux. C'est à la dyspepsie flatulente et acide de l'arthritique, à l'idiopathique, à celle qui tient à une affection des annexes du tube digestif, ou à de la métrite, que convient principalement notre station. Ce cadre est assez vaste, et ce n'est pas nous qui chercherons jamais à l'élargir.

A quel moment doit-on conseiller le traitement thermal ? Nos Eaux sont indiquées à n'importe quelle période de la maladie, pourvu toutefois qu'on ne se trouve pas en face d'un état d'amaigrissement avancé. Dans ces cas, outre qu'il est difficile de diriger une cure quelconque, il est bon de ne pas ignorer que la cachexie imprime à l'économie un stigmate indélébile que les médications les mieux ordonnées ne peuvent amender. La dyspepsie amène exceptionnellement cet état de détérioration, et lorsqu'il survient, on doit rechercher une autre cause, jeter son regard du côté de la poitrine ; et si les poumons et le cœur n'offrent rien de suspect, explorer attentivement la région épigastrique, et se rendre compte si l'estomac n'est pas le siège d'un néoplasme ou d'un ulcère.

Quel est, dans la dyspepsie, l'objectif du traitement alcalin ? 1° Rappeler l'appétit quand il fait défaut ; 2° Favoriser la digestion ; 3° Calmer les troubles circulatoires et nerveux.

L'Eau de Vichy, administrée avec sagacité, résout une partie du problème. Celle dont on se sert le plus communément à l'intérieur est l'eau de la source de l'Hôpital, à laquelle on associe, dans certains cas, Chomel ou, plus rarement, la Grande-Grille.

Nos sources froides sont inutilisées dans la dyspepsie ainsi que dans les autres affections de l'estomac, parce que, mal tolérées, elles provoquent des angoisses, de la cardialgie, de l'agitation. Que ce soit à l'Hôpital ou à Chomel qu'on donne la préférence, on ne devra conseiller que des doses faibles en boisson — de deux à cinq cents grammes par jour — que le malade absorbera en quatre ou cinq fois, la moitié le matin avant déjeuner et le reste dans l'après-midi avant dîner, en ayant soin de mettre une demi-heure d'intervalle entre chaque dose. Si en clinique il n'y a pas d'aphorismes à proprement parler, il y a néanmoins des règles dont il ne faut pas se départir. L'expérience journalière nous a donc conduit à poser ce principe fondamental : *Toutes choses égales d'ailleurs, les doses d'eau minérale à employer dans la dyspepsie doivent être constamment peu élevées, que son origine soit récente ou ancienne. Elles doivent l'être d'autant moins que les troubles sensoriels et digestifs sont plus accusés et plus aigus.* La dyspepsie est une affection d'ordre dynamique et par conséquent il n'est pas nécessaire d'introduire dans l'économie un agent perturbateur qui jetterait le désordre dans les organes auxquels il n'est pas destiné, sans avantage pour l'estomac à qui il est uniquement réservé.

L'hydrothérapie répond aux exigences d'une autre partie du problème. Sous sa bienfaisante influence les palpitations disparaissent, le pouls se régularise, l'insomnie, les douleurs de tête, les fourmillements des membres, les vertiges, cessent dès les premières douches. La température de l'eau variera selon les cas ; chez les dyspeptiques affaiblis qui ont besoin d'être remontés, chez les mélancoliques, on se servira d'eau à 15 ou 16°, chez ceux qui sont excités, on les calmera avec de l'eau à 32°.

Un facteur important de la thérapeutique thermale dans la dyspepsie, est la douche ascendante rectale. Jusqu'à ces dernières années, on l'employait d'une façon empirique ; mais, depuis 1903, il nous est permis de nettoyer d'une manière plus scientifique le gros intestin, en nous mettant à même de fixer le volume d'eau minérale à employer, son degré et sa pression, trois éléments indispensables à connaître si on veut agir avec certitude. La source dont nous nous servons habituellement, est celle de Chomel, à cause de son abondance, mais dans quelques cas on est obligé de la mélanger avec de l'eau froide, parce que sa température est élevée. Certaines gens prétendent que l'entéroclyse n'est applicable que dans la constipation, c'est une erreur qu'il est nécessaire de dissiper : que le dyspeptique soit constipé ou qu'il ait la diarrhée, il est justiciable de ce procédé thérapeutique.

Il y a des gens qui se figurent qu'à Vichy ils peuvent absorber toute espèce d'aliments solides ou liquides. Il faut mettre une sourdine à cette prétention. Dans toute dyspepsie si légère soit-elle, le régime s'impose et constitue un complément indispensable de la cure. S'il est admis en principe, il varie suivant les formes, les variétés et aussi les idiosyncrasies. Pour tous, le vin rouge pur est proscrit comme boisson de table ; quant aux liqueurs et aux apéritifs comme moyen de préparation aux repas, il ne saurait en être question, ces sortes de liquides étant nuisibles à tout le monde, même à ceux qui jouissent d'une bonne santé. On remplacera le vin rouge comme boisson de table par de l'eau ordinaire, le lait, la bière ou le vin blanc fortement trempé.

Dans les dyspepsies acides, l'eau est la boisson de choix ; dans la flatulente, c'est à la bière qu'on donnera la préférence ; le lait, soit pur, soit coupé d'eau, sera réservé aux dyspeptiques nerveux ; le vin blanc léger ou mouillé, aux atoniques et à ceux qui ont un dégoût invincible pour les autres liquides que nous venons de citer. Si le malade est amaigri et affaibli, il ne dépassera pas deux verres de l'une ou l'autre de ces boissons, et un seul s'il jouit d'un certain embonpoint. Les bouillons gras ou maigres, les sauces, les crudités, le poisson de mer, l'anguille, le saumon, les crustacés, le gibier, la pâtisserie, seront éloignés de la table. Au pain ordinaire on substituera le pain grillé. Les viandes rôties — de préférence les viandes blanches — les œufs à la coque ou brouillés, les purées de légumes, les compotes, les crèmes, constitueront le fond de son alimentation quotidienne.

Dès les premiers jours de la cure on observera des modifications avantageuses dans l'état du dyspeptique, s'il obéit aux règles que nous venons de formuler. L'appétit se régularisera, les digestions seront moins laborieuses, le sommeil sera plus calme, les pesanteurs après le repas cesseront ; à la tristesse succédera la gaieté, et lorsqu'il quittera la station, l'amélioration sera si appréciable qu'elle équivaudra presque à une guérison. Dans les dyspepsies légères une seule cure suffit pour rétablir ; dans les cas rebelles, deux et même trois sont nécessaires.

Dans le langage usuel, on confond bien à tort la dyspepsie avec la gastralgie ; ces deux états morbides n'ont entre eux que des rapports éloignés. En dehors du travail de la digestion, le dyspeptique ne souffre pas, tandis que le gastralgique se plaint précisément au moment où l'estomac est vide. Chez le dyspeptique, l'introduction des aliments se traduit par de la gêne, du malaise, de l'angoisse ; chez le gastralgique, l'alimentation procure au contraire un sentiment de bien-être. Ces deux affections n'ont entre elles de commun que le siège même de la douleur. Mais si ces deux troubles fonctionnels n'ont entre eux parfois que des rapports discrets, quelquefois ils en ont de très étroits. On a affaire alors à la dyspepsie gastralgique.

Ainsi que la dyspepsie, la gastralgie est un symptôme ; tantôt ce sont l'hystérie et la chloro-anémie, tantôt des troubles fonctionnels des viscères de l'abdomen qui la provoquent. Il y a un certain nombre d'années, Sénac remarqua que la lithiase biliaire produisait des accidents douloureux, très intenses du côté de l'épigastre, sans répercussion apparente du côté du foie, et il établit une relation intime entre les crampes d'estomac et la cholélithiase. Souvent, cette variété de colique hépatique évolue sans changement ultérieur, s'accompagnant d'ictère et d'expulsion de graviers de cholestérine ; parfois aussi, elle n'est que le prélude de la grande attaque. On voit surtout cette dernière modification à la suite d'une cure : les douleurs épigastriques sont remplacées par des douleurs hépatiques nettement localisées. Dans la plupart des cas, c'est un événement heureux, car les accès, s'ils augmentent d'intensité et de longueur, diminuent de fréquence. Ces modifications, dans le siège et le caractère de la douleur, s'observent principalement chez les gens qui ont des prédispositions héréditaires à la lithiase biliaire. Vichy est donc ici une pierre de touche favorable, puisqu'elle change une maladie mal définie en une affection à caractères très nettement déterminés ; elle sert, en un mot, à asseoir le diagnostic.

Dans la chloro-anémie et l'hystérie, les crampes d'estomac sont un symptôme constant. Quoique moins sûre que dans la gastralgie liée à la lithiase biliaire, la cure alcaline a aussi son efficacité. Mais quelle que soit l'origine de la gastralgie, il faut s'abstenir de toute intervention hydriatique au moment des accès, sous peine de voir les douleurs augmenter d'intensité. C'est donc dans leurs intervalles seulement qu'il faudra agir, et si durant la cure il se produit un retour des accès, on devra suspendre, pour recommencer ensuite, dès que le calme aura reparu. En ce qui concerne le traitement thermal proprement dit, il n'y a pas de règles précises à observer ; quelquefois on s'adressera à la balnéation ; le plus souvent, au contraire, on donnera la préférence à l'hydrothérapie suivant les indications particulières ; mais dans tous les cas l'administration de l'Eau en boisson sera très modérée — pas plus de deux cent cinquante grammes dans les vingt-quatre heures ; — c'est à la source de l'Hôpital qu'on aura tout d'abord recours. Quant au régime à observer pendant la cure, il ne saurait en être question, les malades digérant en dehors de leurs accès les aliments solides et liquides les plus indigestes.

Les femmes enceintes sont très souvent sujettes à des crises de gastralgie. J'élimine les vomissements, qui indiquent le début de la conception et qui ne réclament jamais notre intervention ; mais il est assez habituel d'observer de réels accès de gastralgie vers le troisième ou quatrième mois de la grossesse. Dans ces cas, les alcalins produisent généralement le meilleur résultat. MM. Villemin et Nicolas se sont catégoriquement expliqués sur ce point. Bien que la gastralgie n'ait pas attiré plus spécialement leur attention, ils ont néanmoins remarqué que l'emploi des Eaux de Vichy dans la grossesse était dépourvu de tout danger et pour la mère et pour le fœtus, quelle que soit l'affection pour laquelle la malade a été confiée à leurs soins ; que dans tous les cas qui leur sont passés sous les yeux, jamais l'avortement n'avait été à craindre, et que toujours, au contraire, la grossesse était arrivée à son terme ordinaire. Néanmoins, on ne devra jamais perdre de vue l'état de l'utérus. La cure devra donc être moins active et surtout moins longue que dans les cas ordinaires ; cette précaution est plus indispensable encore dans la gastralgie des femmes enceintes que dans aucun autre état morbide. Dans les cas simples, l'hydrothérapie joue parfois un rôle prépondérant ; ici, son intervention intempestive peut offrir des dangers réels, surtout si la douche est maniée par des personnes peu habituées à cette pratique. Il faut toutefois reconnaître que les médecins spéciaux ne craignent guère de soumettre les femmes grosses à l'usage de l'eau froide ; il est vrai alors qu'ils se servent d'un jet très faible, qu'ils évitent les fortes pressions et ne frappent pas indistinctement toutes les parties du corps.

La balnéation n'offre pas les dangers de l'hydrothérapie, surtout si on sait se contenter d'un bain frais et court, répété deux ou trois fois par semaine ; quant à l'eau minérale en boisson, on peut la prescrire sans inconvénient aux doses ordinaires.

Tout dyspeptique est un candidat certain à la gastrite chronique et à la dilatation de l'estomac. C'est chez les gros mangeurs et les grands buveurs qu'on rencontre le plus ordinairement cette affection. Le chagrin, une alimentation insuffisante et grossière, la misère, en un mot, produisent aussi le même résultat.

Dans la gastrite chronique, il y a deux périodes distinctes. La première se traduit par du pyrosis, de la cardialgie, des vomissements glaireux et bilieux, de l'inappétence, de la soif, de la lenteur de la digestion, de la constipation. Ces vomissements s'accompagnent de chaleur, de brûlure le long de l'œsophage et à l'épigastre, et évoluent par crises, à intervalles variables. Un autre symptôme ne tarde pas à s'ajouter aux précédents, c'est le rejet des aliments. Il est très odorant, se produit tous les trois ou quatre jours et n'est pas toujours accompagné ni suivi de phénomènes douloureux bien accusés ; parfois aussi il se confond avec le vomissement glaireux et donne lieu à des crises de cardialgie très pénibles, qui durent plusieurs jours. Tous les aliments ne sont pas rejetés, les viandes sont en général conservées, certains légumes moins bien tolérés. La seconde période de la maladie est constituée.

En palpant alors la région épigastrique, on produit un bruit particulier, désigné sous le nom de clapotement, qui est à peu près pathognomonique de la dilatation de l'estomac, dont Chomel a fourni une si belle description il y a une cinquantaine d'années, sous le nom de dyspepsie des liquides.

La dilatation de l'estomac s'accompagne habituellement d'altération du suc gastrique, soit en quantité soit en qualité. A l'analyse chimique, on trouve, en effet, que l'acide chlorhydrique existe dans des proportions trop élevées, si bien qu'on a fait de cette présence en excès un signe différentiel avec le cancer de l'estomac. Cette hyperchlorhydrie se rencontre également dans la gastrite chronique, mais ce qui fait défaut ici, c'est la paresse des tuniques musculaires de l'estomac, qui acquiert là un degré excessif. On voit, en effet, dans la dilatation, l'organe acquérir des dimensions démesurées et se dessiner à travers les parois de l'abdomen sous les aspects les plus bizarres.

Depuis longtemps les alcalins ont été utilisés dans les gastrites chroniques, et ce sont eux qui ont fourni jusqu'ici la plus belle statistique d'améliorations et de guérisons. Le traitement thermal est assez compliqué. Si les fonctions intestinales laissent à désirer, on doit prescrire des douches ascendantes rectales, froides ou chaudes, tous les deux jours. Quand le malade est affaibli, il faut conseiller la douche froide ou écossaise, qui jouit de l'immense avantage de remonter l'économie et de faire contracter les muscles de l'abdomen. A l'intérieur, j'ordonne d'habitude l'eau de la source de l'Hôpital associée ou non à celle de Chomel, à dose moyenne. Six à sept cents grammes au plus dans les vingt-quatre heures, en recommandant d'en absorber la moitié le matin avant déjeuner et le reste avant dîner, par fractions de cent grammes à une demi-heure d'intervalle entre chacune d'elles, afin de ne pas fatiguer inutilement la muqueuse de l'estomac et de la maintenir le plus longtemps possible en contact avec le liquide. Bien que la gastrite chronique ou catarrhe de l'estomac, comme on la désigne encore, ne soit pas, ainsi que la dyspepsie, d'ordre dynamique, mais matériel, qu'il y ait ici une altération anatomique tandis qu'il n'y a là qu'une entrave dans les fonctions normales de l'estomac, je m'en tiens aux doses moyennes.

Dans les maladies générales dont nous parlerons plus tard, l'Eau de Vichy est obligée de faire un long circuit, de traverser tout l'appareil circulatoire avant d'atteindre son adversaire ; il se produit donc un déchet assez appréciable. Dans la gastrite chronique, il n'y a rien de pareil. La déperdition est insignifiante, en admettant même qu'elle existe, car le médicament se trouve immédiatement au contact de la lésion qu'il doit guérir et lui sert de topique.

Le choix des aliments joue un grand rôle dans le traitement de la gastrite chronique, aussi le médecin doit-il se montrer sévère dans l'application du régime. Je prescris d'ordinaire les viandes rôties ou grillées, les œufs, quelques purées de légumes, un peu de poisson cuit au court bouillon, une très petite quantité de pain ; comme boisson, un verre d'eau additionnée d'une cuillerée de vin blanc lorsque le malade hésite à la prendre isolément, et j'exclus tous les autres aliments. Ce régime n'est pas toujours parfaitement supporté, surtout en temps de crises. A ces moments-là, on est obligé de lui substituer le lait et les œufs — parfois l'un ou l'autre — et d'en continuer l'usage plusieurs semaines.

Lorsqu'on est appelé à intervenir dans la première période, le traitement thermal donne des effets surprenants : le pyrosis et les troubles digestifs disparaissent très vite ; mais lorsque les vomissements muqueux et alimentaires sont abondants et fréquents, la méthode classique est insuffisante, car la surface interne de l'estomac, étant tapissée d'une épaisse couche de glaires, empêche le contact de l'eau minérale avec les orifices des glandes à pepsine. Ce sont ces mucosités, dont la production est incessante, qui occasionnent les vomissements glaireux et par la suite les vomissements alimentaires en isolant les aliments et en les soustrayant ainsi au travail de la digestion. Dans ces cas, pour pratiquer avec succès la cure thermale, il faut chaque jour nettoyer la surface interne de l'estomac et faciliter le contact du suc gastrique avec l'eau minérale.

Dans la dilatation de l'estomac, le lavage a produit autant sinon plus de résultats heureux que le mercure dans la syphilis. Il y a vingt-cinq ans, on nettoyait tous les estomacs défectueux : c'était exagéré ; aujourd'hui ce procédé est un peu délaissé. C'est peut-être un tort. Avant lui, les malades étaient voués à une mort certaine, dans un laps de temps indéterminé, toujours long cependant. J'ai remarqué, en outre, que depuis cette innovation thérapeutique, les soi-disant cancéreux deviennent plus clairsemés. L'épithélioma de l'estomac est encore un des fléaux de l'humanité, mais il est avéré qu'un grand nombre d'individus succombaient jadis aux progrès de la cachexie sans qu'il fût possible, par la palpation la plus attentive et la plus méthodique, de trouver la présence d'un néoplasme dans un point quelconque du tube digestif.

C'est à Kussmaul qu'on doit les premiers essais de pompage gastrique ; mais, depuis lui, des améliorations importantes ont été introduites dans son procédé, si bien qu'à l'heure actuelle il n'existe plus qu'à titre de document historique. Le tube de Faucher, celui de Debove, ont permis de simplifier l'opération et de la rendre accessible aux esprits les plus timorés.

Pour faire ce lavage, on se sert d'eau ordinaire à la température ambiante ; quant à moi, j'emploie l'eau de la source de l'Hôpital, dont la température est d'environ 32°. J'ai remarqué qu'elle nettoyait mieux que l'eau ordinaire et qu'elle ne provoquait pas à l'épigastre, comme l'eau froide, des douleurs vives, ou un sentiment de refroidissement dans toute l'économie.

Je lave mes malades le matin ; j'introduis de l'eau jusqu'à ce que le liquide revienne clair. Dix litres environ suffisent pour obtenir ce résultat. Exceptionnellement, il m'est arrivé d'en consommer davantage.

Cette opération ne présente aucun inconvénient lorsque la muqueuse gastrique n'est pas entamée. Parfois, on détermine des nausées quand l'extrémité inférieure du tube vient toucher la luette ou arrive au cardia, mais ce sont de petits désagréments sans portée. On parvient toujours dans le ventricule, à moins qu'il n'y ait un rétrécissement fibreux ou cicatriciel sur un point quelconque de l'œsophage. Dans ce cas, le tube Faucher devient insuffisant, il faut recourir à un instrument plus résistant.

Une fois le lavage terminé, je prescris à l'intérieur deux ou trois demi-verres d'eau minérale matin et soir ; j'envoie le malade à la douche, que je fais administrer plus spécialement sur la région épigastrique, et je le soumets à un régime approprié.

En très peu de temps les vomissements glaireux de la gastrite chronique, les vomissements alimentaires de la dilatation de l'estomac cessent : souvent même, dès le quatrième ou le cinquième lavage, ils ne se produisent plus si ce n'est lorsque le malade enfreint les règles bromatologiques ou thérapeutiques qui lui ont été prescrites. En même temps, l'amaigrissement subit un mouvement rétrograde, les forces reviennent, la digestion, quoique toujours laborieuse, finit par s'opérer. Il n'est pas besoin d'ajouter qu'une cure de vingt-cinq jours est toujours insuffisante pour remédier à ces états morbides invétérés, et que deux saisons, chaque été, sont indispensables pendant de nombreuses années.

Si, malgré les lavages, il survient des crises douloureuses

de l'estomac avec ou sans vomissements alimentaires et muqueux incessants, il ne faudra pas recourir aux préparations opiacées qui ne donnent que des résultats éphémères, mais au bicarbonate de soude (une cuillerée à café dans un demi-verre d'eau de l'Hôpital). En très peu de temps, les souffrances s'apaisent. L'effet de ce médicament est si certain et si rapide que les malades en portent constamment dans leur poche et qu'ils n'hésitent pas à en absorber deux ou trois fois par jour lorsqu'ils souffrent.

L'ulcère simple est tributaire des eaux de Vichy, au même titre que la gastrite chronique et la dilatation de l'estomac, dont il est la dernière étape. Le contingent de cette catégorie de malades n'est pas très fort — on le comprendra aisément ; — d'abord l'ulcère simple est une affection relativement peu commune, et ensuite, elle entraîne la mort à bref délai, bien avant que les médecins locaux aient pu conseiller une station thermale. Ce n'est donc qu'au moment où l'ulcère est cicatrisé, que les malades peuvent se rendre aux Eaux ; tant que les hématémèses sont à redouter, ils sont condamnés à rester dans leur pays.

L'ulcère succède souvent à la gastrite chronique alcoolique ; les désordres stomacaux des hystériques et des chloro-anémiques amènent parfois le même résultat. Chez les uns et chez les autres, la persistance de l'inflammation est la cause pathogénétique de la dénudation de la muqueuse, qui se produit alors, tantôt sous forme de plaques isolées, tantôt sur une large surface.

Il existe, en outre, une autre forme d'ulcère gastrique, décrite pour la première fois par Cruveilhier, sous le nom d'ulcère rond, et qui tient à un état de dégénérescence des artères coronaires. Peu étendu, mais très profond et taillé à l'emporte-pièce, il intéresse toute l'épaisseur des tuniques de l'estomac, si bien que son fond repose directement sur le péritoine. C'est de tous le plus grave, non seulement par les vomissements sanguins, extrêmement abondants, qu'il occasionne, mais encore par suite de sa situation même, qui expose sans cesse le malade à des perforations rapidement mortelles.

Toutes ces variétés d'ulcérations s'accompagnent généralement d'un état phlegmasique, limité au pourtour même de la lésion, et sont le point de départ de troubles digestifs appréciables et de phénomènes sensoriels caractéristiques. Quatre signes suffisent pour reconnaître l'existence d'une ulcération stomacale : ce sont les vomissements sanguins, survenant à des périodes tantôt éloignées, tantôt rapprochées ; ce sont la lenteur digestive, les douleurs épigastrique et rachialgique ; mais sur le vivant il est le plus souvent impossible de préciser la forme d'ulcère à laquelle on a affaire. Au reste, il importe peu, car quel que soit le point de départ de cette lésion, le traitement est toujours identique. Dans tous les cas, on devra recouvrir aux alcalins et au lait.

M. Debove, afin de neutraliser l'action du suc gastrique sur la muqueuse de l'estomac, administre chaque jour au malade 30 à 40 grammes de bicarbonate de soude ; je crois que cette méthode trop longtemps prolongée n'est pas exempte de dangers.

Chez tous nos ulcérés, la cure de Vichy est des plus simples : l'eau minérale de l'Hôpital en boisson à dose moyenne, sans bains ni douches, régime lacté dans toute sa rigueur. Il est rare que cette pratique ne produise pas à bref délai une amélioration notable dans l'état du malade. Cependant, j'ai vu plusieurs exemples où cette thérapeutique échouait complètement.

Doit-on alors recourir au lavage ?

Les opinions sont partagées à ce sujet. Germain Sée, dans son *Traité des dyspepsies gastro-intestinales,* le déconseille, de crainte de remuer un caillot protecteur et de provoquer une hémorrhagie souvent fatale. M. Debove engage au contraire à le pratiquer.

Quoi qu'on puisse dire, le lavage n'est pas tout à fait innocent. Si la cicatrice qui recouvre l'ulcère n'est pas suffisamment adhérente, solide, d'abondantes hémorrhagies sont à redouter, soit pendant, soit immédiatement après l'opération, et la mort peut survenir très rapidement. M. Duguet perdit un de ses malades de cette façon ; moi-même, j'ai failli être témoin du même accident. Le fait est assez instructif pour que je me croie obligé d'en raconter les principales phases.

A l'époque ou l'on commençait à Vichy à pratiquer les lavages de l'estomac, je reçus la visite d'un employé d'une grande administration du département de la Seine, avec cette note succincte : « Ulcère de l'estomac; pratiquer le lavage ». La signature du médcin apposée au bas de cette note m'inspirait la plus grande confiance, néanmoins j'hésitai à donner satisfaction immédiate aux désirs de ce confrère, qui étaient partagés entièrement par le malade lui-même. Afin de gagner du temps, j'exposai à mon client, dont la pâleur, l'affaiblissement général et la maigreur m'avaient frappé — bien que sa dernière hématémèse remontât à huit mois — que je n'avais pas l'habitude de pratiquer le lavage dans les cas où il était indiqué, sans avoir au préalable tenté le traitement thermal ordinaire. Je lui rédigeai donc une ordonnance, et en la lui remettant je lui promis qu'en cas d'insuccès, j'exécuterais ponctuellement la formule contenue dans sa note.

Huit jours après, je l'examinai à nouveau et son état m'ayant paru stationnaire je me décidai à pratiquer le lavage le lendemain matin. Redoutant une catastrophe durant le cours de l'opération ou quelques instants après, j'engageai ce malade à se rendre à l'hôpital — qui se trouvait alors en face de la source de ce nom — parce que mes tubes et mon entonnoir se trouvaient dans une salle de cet établissement, mais en réalité pour que je pusse agir avec plus de promptitude s'il avait une hématémèse abondante et une syncope, et au besoin pour lui fournir un lit en cas de péril imminent. C'est dans cet état d'esprit que je pratiquai le lavage.

L'introduction du tube Faucher fut facile et ne provoqua ni nausées, ni angoisses, pas même le plus léger malaise, et le passage du premier litre d'eau de l'Hôpital amena des mucosités et de la bile en faible proportion. Le second sortit coloré fortement en rouge, je retirai alors rapidement le tube, et à son extrémité ainsi qu'à ses œils je remarquai la présence de petits caillots d'un rouge vif, d'origine évidemment récente. Le malade m'assura qu'il était soulagé, et qu'il désirait que je recommençasse le lavage deux jours après. Je le lui promis et le fis reconduire à son domicile, en recommandant de le mettre au lit dès qu'il serait arrivé. Une heure après je me rendis auprès de lui et lui conseillai d'appliquer une vessie de glace sur la région épigastrique, d'absorber des boissons glacées et du perchlorure de fer en potion. Dans l'après-midi et dans la nuit il eut une hématémèse assez abondante; les jours suivants, il en eut encore plusieurs autres de volume variable; néanmoins, un mois après, il put retourner à Paris, qu'il eût été plus sage de ne pas quitter.

En présence d'accidents aussi redoutables, doit-on s'abstenir de parti pris de laver l'estomac, dans le cas d'ulcère de cet organe. Nous ne le pensons pas. Quand tous les autres moyens curatifs ont échoué, on doit le tenter, et souvent il donne lieu à des guérisons presque inespérées.

Deux ou trois ans après la mésaventure qui m'était survenue, je vis arriver à ma consultation un cultivateur des environs, paraissant âgé de trente-cinq ans, pâle et affaibli. Il me raconta que depuis plusieurs années il souffrait cruellement de l'estomac, que tous les quatre ou cinq mois il vomissait des cuvettes de sang pendant six ou sept jours consécutifs, qu'on avait essayé toutes les médications employées en pareil cas, et qu'aucune d'elles n'avait réussi à améliorer sa situation. Je l'examinai sur le champ et je constatai qu'il était atteint d'ulcère de l'estomac ; je lui déclarai ensuite qu'il y aurait peut-être un moyen de le débarrasser de cette affection, c'était de pratiquer le lavage, mais qu'avant d'y procéder, je désirais conférer avec sa femme, parce que j'avais quelques questions à lui poser en son absence.

Le lendemain matin je recevais la visite de cette personne. Je ne lui dissimulai pas que l'état de son mari était alarmant et que, si les choses marchaient toujours de la sorte, dans un an ou deux il serait mort, et j'ajoutai que peut-être le lavage de l'estomac pourrait lui permettre de recouvrer la santé, mais qu'il n'était pas exempt de dangers, dont le plus grave serait l'apparition d'une hématémèse foudroyante pendant le cours de l'opération. Elle me répondit sans la moindre hésitation que, puisque les jours de son mari étaient comptés en cas de non-intervention, il fallait recourir à la médication qui seule avait quelque chance de succès. Deux jours après, je pratiquai le lavage, et je fus assez heureux pour ne pas provoquer d'hématémèse. J'en fis plusieurs autres, toujours avec le même bonheur. Cet homme vit encore aujourd'hui ; il est gros et gras, et depuis cette époque, il n'a plus de vomissements de sang. Il a repris son travail, et après avoir vécu exclusivement de lait pendant six ans, il mange maintenant la même nourriture que les autres cultivateurs de notre contrée.

Les affections intestinales sont moins communes à Vichy que celles de l'estomac. Il faut reconnaître, cependant, que depuis quelques années cette disproportion tend à diminuer, grâce au perfectionnement de notre outillage thermal et aussi parce qu'on a reconnu que nos Eaux avaient une égale puissance sur tous les segments de l'appareil digestif.

L'entéralgie, qu'elle soit de nature goutteuse ou rhumatismale, qu'elle accompagne la gastralgie ou soit isolée, se traduit par des crises douloureuses qui englobent l'abdomen tout entier. La durée en est variable ; tantôt elles cèdent au bout d'une vingtaine de minutes, tantôt elles persistent plusieurs heures. Leur violence est toujours grande sans pourtant acquérir l'intensité des coliques hépatiques ou néphrétiques. Contrairement à ces dernières, elles ne sont pas aggravées par la pression, elles sont même le plus souvent calmées par la présence d'un corps lourd.

Les diverses formes d'entérite chronique tiennent à la fois à des causes particulières et générales. Sans vouloir entrer à ce sujet dans des développements oiseux, il est bon de connaître que la suralimentation, une nourriture grossière et insuffisante, l'usage immodéré des boissons spiritueuses, sont les causes directes de l'entérite chronique, tandis que l'arthritis et les maladies infectieuses, la tuberculose notamment, en constituent les causes générales, en mettant le sujet en état de réceptivité morbide. Dans le cours de ce chapitre, il ne saurait être question de l'entérite tuberculeuse, qui ne relève à aucun titre du traitement thermal de Vichy.

La lientérie des gros mangeurs est une affection sans gravité, mais très gênante, par suite des obligations qu'elle entraîne. Les personnes qui en sont atteintes sont souvent, en effet, obligées de quitter la table pour aller à la selle, et si on jette un coup d'œil sur leurs évacuations, on constate qu'à côté de quelques mucosités, il y a la plupart des aliments qu'elles viennent d'absorber, à peine touchés par le travail de la digestion. C'est la première partie du duodénum, qui est le siège de cette indisposition ennuyeuse plutôt que douloureuse, car les coliques intestinales qui précèdent et accompagnent les selles ne sont ni de longue durée, ni de grande acuité.

Tantôt l'entérite chronique vulgaire succède à l'entérite aiguë, tantôt elle est chronique d'emblée. Quel que soit son mode d'évolution, sa symptômatologie est identique. Elle se traduit par des douleurs lombaires, par des coliques localisées habituellement au pourtour de l'ombilic, par des selles mousseuses, glaireuses, striées de sang. La constipation est la règle avec des alternatives répétées de diarrhée.

Il existe une autre variété d'entérite qui mérite une mention spéciale à cause de sa ténacité et des méprises qu'elle suscite ; c'est l'entéro-colite muco-membraneuse. Deux éléments principaux caractérisent ce type morbide : une constipation des plus énergiques et l'évacuation de débris épithéliaux provenant de la muqueuse de l'intestin. Les matières excrémentitielles sont constituées par des scybales très dures qui sont accompagnées de débris épithéliaux disposés en peloton. Dans l'entéro-colite muco-membraneuse, il y a une sensation douloureuse permanente dans tout l'abdomen, tantôt sur une partie du colon, tantôt sur sa totalité. Mais il y a aussi des douleurs paroxystiques, de véritables accès très pénibles, simulant parfois les crises appendiculaires. Dans les deux cas, en effet, les symptômes se confondent : douleur vive dans la fosse iliaque droite, céphalalgie, vomissements, fièvre.

La diarrhée chronique des pays chauds s'observe bien plus souvent dans les hôpitaux que dans la clientèle civile. Ce sont les anciens militaires qui ont passé la plus grande partie de leur service en Cochinchine ou au Tonkin, qui fournissent le plus gros contingent morbide. Cette diarrhée due, selon des travaux récents, à la présence d'un microbe dans l'intestin, s'accompagne d'un amaigrissement considérable et de débilitation générale ; néanmoins, sa marche, quoique progressive, est habituellement lente et sa durée fort longue. Tant que la cachexie ne s'est pas encore produite, le traitement alcalin est constamment indiqué.

La dysenterie chronique, liée ou non à une hépatite subaiguë, est rare sur le continent européen, tandis qu'elle est assez commune en Afrique. L'état anatomo-pathologique de l'intestin, qui est le point de départ des selles muco-purulentes et sanglantes qui affaiblissent tant les malades, permet de la différencier de la diarrhée des pays chauds, avec qui elle a des rapports nosologiques assez marqués. Dans la dysenterie chronique, la cure de Vichy ne peut cicatriser en quelques jours les ulcérations qui existent dans le gros intestin ; mais elle arrive assez vite à modifier avantageusement le caractère des évacuations, et à faire disparaître la présence du muco-pus et du sang.

Quelle que soit l'affection de l'intestin à laquelle on ait affaire, la règle thermale est la même ; seule la diététique varie. Ainsi que dans les maladies de l'estomac, on prescrira l'eau de l'Hôpital ou de Chomel, à l'intérieur, aux mêmes doses, et avec les mêmes précautions dans son absorption. Le traitement externe est plus délicat. Le bain tiède à 34-35° de 25 à 40 minutes, quotidien, constitue une partie importante de la médication vichyssoise dans les entérites. A moins de contre-indications formelles, on devra le préférer à la douche froide, parce qu'il est sédatif et bien toléré. Cependant, s'il augmente l'affaiblissement, on le remplacera tous les deux ou trois jours par une douche minérale tempérée (34-35°) de deux ou trois minutes, sans pression.

L'emploi de la douche ascendante rectale constitue un élément important du traitement thermal. On en fera administrer chaque jour et dans la position horizontale seulement. L'eau sera chaude ou tiède, car les malades s'accommodent assez mal de l'eau froide, qu'elle soit employée à l'intérieur ou à l'extérieur. Le lavement ordinaire ou médicamenteux ne saurait être substitué à l'entéroclyse, parce qu'il provoque à la longue une atonie de l'intestin contre laquelle il est difficile de réagir ; la douche ascendante rectale, au contraire, augmente la contractilité de ce viscère et nettoie plus complètement la membrane muqueuse parce que le liquide va plus loin, surtout si on a soin de se servir d'une pression un peu élevée.

Dans les entérites chroniques, le régime sera uniforme. Il consistera en panades, œufs, viandes rôties et grillées, laitage, crèmes, confitures. En ce qui concerne les légumes et les fruits, il y aura des distinctions à établir. Si le malade est constipé, il pourra en absorber à tous les repas ; s'il est sujet à la diarrhée, il devra s'en abstenir. Comme boisson de table, il se servira d'eau, de lait ou de thé chaud.

Dans la diarrhée des pays chauds et la dysenterie chronique, le lait sera la base de l'alimentation. Le malade devra en absorber trois litres environ par jour. Cependant, si l'affection est peu grave ou touche à son déclin, on adjoindra au lait des œufs à peine touchés par le feu. Le malade s'abstiendra de toute autre espèce de nourriture.

CHAPITRE IV

Affections des Voies urinaires

L'uréthrite chronique n'est pas justiciable des Eaux de Vichy. La cystite chronique, qu'elle soit la conséquence d'une hypertrophie de la prostate, d'une blennorrhagie ou d'un calcul de la vessie, est au contraire avantageusement modifiée par elles. Importance du lavage dans ce cas. Des coliques néphrétiques. Les alcalins dissolvent les graviers d'acide urique et n'ont aucune action sur les calculs d'oxalate de chaux ou ammoniaco-magnésiens. En favorisant la désagrégation des concrétions rénales, la médication alcaline supprime peu à peu les coliques néphrétiques.
Importance des Eaux de Vichy dans l'albuminurie. C'est par l'augmentation du poids de l'urée et du volume de l'urine que l'on voit surtout l'état des albuminuriques s'améliorer.

Pendant de longues années, Vichy a joui du monopole exclusif de remédier aux désordres des voies urinaires. A l'époque de Prunelle et de Petit, les dysuriques abondaient à nos thermes, et d'une façon générale emportaient sinon une guérison radicale, tout au moins une atténuation notable de leurs malaises. C'étaient alors les beaux jours de la source des Célestins ; mais depuis que Contrexéville et Capvern ont été créées et luxueusement aménagées, ce monopole a disparu, et les maladies des voies urinaires semblent avoir pris d'autres directions. Néanmoins, Vichy a conservé encore un gros contingent de cette clientèle, que le temps ne fera qu'augmenter, dès que les préventions dont on a entouré à dessein cette station auront disparu.

L'uréthrite blennorrhagique chronique n'a rien à faire

avec le traitement alcalin, et si nous sommes obligés parfois de la combattre, c'est moins en tant que complication que comme maladie intercurrente.

Dans le cours d'une cure thermale alcaline, la présence d'un écoulement, même peu abondant, n'est pas un épiphénomène sans importance ; tout le monde a remarqué, en effet, que l'usage de notre Eau minérale sur place, que nos bains tièdes ou frais, longs ou courts, augmentaient la blennorrhée et modifiaient la nature de la sécrétion. Dès la première semaine de la saison, il se manifeste un véritable état aigu ; le pus devient jaunâtre et plus abondant ; la miction est cuisante, les érections sont douloureuses, la marche fatigante.

Dans ces conditions, on est obligé de suspendre la cure ; on profite alors de cet entr'acte pour traiter le malade par les moyens ordinaires.

Les goutteux et les graveleux se plaignent parfois d'un petit écoulement séreux, qui n'a rien de commun avec celui de la blennorrhagie. On a constaté l'existence de ce flux, surtout chez les gens lymphatiques ou affaiblis. S'il inquiète toujours ceux qui en sont atteints, il n'acquiert jamais d'énormes proportions. Le traitement alcalin l'augmente assez habituellement, mais sans en changer la nature. Au bout de trois ou quatre jours tout rentre dans l'ordre sans qu'il soit nécessaire pour cela d'intervenir.

La cystite chronique, qu'elle soit la conséquence d'un rétrécissement uréthral, d'une hypertrophie de la prostate, d'une blennorrhagie ou d'un calcul de la vessie, en un mot quelle que soit son origine pathogénétique, est justiciable des Eaux de Vichy.

Nous n'avons pas l'intention de décrire minutieusement cette désolante infirmité ; il nous suffira de rappeler au lecteur ces envies fréquentes d'uriner, ces difficultés excessives de la miction, la présence de muco-pus dans l'urine, pour qu'il se fasse une idée sommaire des ennuis de la cystite chronique.

Les envies d'uriner sont moins pressantes que dans la forme aiguë ; néanmoins, le malade est obligé de se lever plusieurs fois la nuit pour satisfaire ce besoin. Pendant le jour, il est rare qu'il puisse rester plus d'une heure sans éprouver ce même désagrément. Dans tous les cas, la miction est douloureuse, nécessite des efforts pénibles, pour n'aboutir qu'à un faible résultat. Tantôt la vessie obéit mal à la volonté ; tantôt, au contraire, le liquide urinaire s'échappe en silence, inconsciemment. Ces alternatives de rétention et d'incontinence s'observent assez souvent chez le même individu.

En même temps l'urine perd la plupart de ses qualités physiques et chimiques. Au lieu d'être claire, elle est trouble ; son odeur est pénétrante. On remarque au fond du vase des flocons nuageux ou des mucosités épaisses filantes, ressemblant assez exactement à du blanc d'œuf, et enfin des dépôts blanchâtres qui sont constitués par du pus. A ces productions diverses, s'adjoint parfois un peu de sang qui communique à la masse générale du liquide une légère teinte rosée.

Sous l'influence de fatigues corporelles, il survient parfois de réelles hématuries, qui n'acquièrent jamais une bien grande gravité, mais qui n'en fatiguent pas moins le malade, surtout quand elles se répètent à intervalles très rapprochés.

La cystite chronique, dont personne n'ignore la longue durée, finit toujours par produire dans la vessie des désordres irrémédiables. Ce n'est donc pas une guérison complète que l'on doit chercher à obtenir, mais un soulagement qui rende la vie supportable. Les Eaux de Vichy sont à même d'amener ce résultat et même de le dépasser.

Ici, plus que dans les autres entités morbides tributaires

de Vichy, le choix des sources est important. Afin d'arriver au but qu'on se propose, il faut, avant tout, obtenir un effet diurétique marqué. Or, nos eaux chaudes ont plutôt de l'action sur les glandes sudoripares que sur le rein, tandis que nos eaux froides facilitent la miction et augmentent la diurèse ; c'est donc à elles qu'il faut s'adresser de préférence.

Pendant longtemps, la source des Célestins a joui de la réputation de guérir les maladies des voies urinaires ; cette assertion était évidemment exagérée. Toutefois, on ne saurait méconnaître que, dans la cystite chronique en particulier, elle est appelée à rendre de réels services, à condition qu'elle soit maniée avec circonspection.

Comme dans la plupart des autres affections des voies urinaires, la balnéation est d'un puissant secours, pourvu que le bain soit tiède et prolongé. Il facilite la miction et contribue, pour une certaine part, à atténuer la phlegmasie vésicale.

Dans la cystite chronique, les contre-indications au traitement thermal proviennent de l'âge de l'individu, de sa constitution, plutôt que de la maladie en elle-même. Toutefois, si, dans le cours de la cure, il survient des accidents aigus, caractérisés par des douleurs abdominales, périnéales ou lombaires, par de la fièvre, il est urgent de s'arrêter.

D'une façon générale, l'apparition d'une ou de plusieurs hématuries n'a pas une influence bien décisive sur l'avenir de la cure ; néanmoins, si les pissements de sang se renouvellent trop fréquemment, ou s'ils sont trop copieux, il est prudent de suspendre toute intervention hydriatique.

Dans les cas légers ou de moyenne intensité, au bout de peu de jours, l'urine devient plus limpide, moins odorante ; elle tend à reprendre peu à peu sa coloration ambrée ; le pus diminue d'abondance. Afin de se rendre exactement compte de la marche rétrograde de la suppuration, il est nécessaire de faire uriner chaque soir le malade dans un verre à champagne ; le lendemain on examine le dépôt, et on peut, au moyen d'une échelle gravée sur les parois du verre, le comparer à celui de la veille ou des jours précédents. Quant aux mucosités, elles deviennent à leur tour de moins en moins épaisses ; les envies d'uriner ne sont plus aussi impérieuses ; le malade supporte mieux la présence de l'urine dans sa vessie, enfin les phénomènes de rétention ou d'incontinence tendent à disparaître. La nuit, il n'est plus obligé de se lever à chaque instant pour chercher son vase, et dans la journée, il peut rester des heures à la même place, sans être contraint de se dérober derrière un mur.

Dans les cas graves, lorsque la muqueuse vésicale est enflammée sur une vaste surface et à une grande profondeur, les moyens thermaux que nous venons de conseiller ne suffisent pas habituellement ; il faut leur adjoindre des moyens curatifs spéciaux. On reconnaîtra aisément ces cas graves, à la nature et à la quantité des sédiments. Si les mucosités et le pus sont très abondants, si les envies d'uriner sont incessantes, et si ces désordres datent de longues années, on peut acquérir la certitude qu'on a affaire à une cystite rebelle.

Au traitement thermal ordinaire, il faut ajouter le lavage de la vessie. La présence de pus, de mucosités sur la muqueuse de ce viscère n'est pas exempte de danger, car elle augmente l'inflammation sur place et tend à la propager aux parties environnantes, exposant ainsi le malade à la pyélo-néphrite. Un nettoyage tous les deux ou trois jours avec un liquide antiseptique ou astringent, en le débarrassant de ces produits infectieux, peut seul lui éviter cette perspective. Jamais je n'ai eu d'accidents sérieux à enregistrer avec des interventions de ce genre. Il m'est arrivé parfois d'observer un peu de fièvre uréthrale, mais la quinine en avait facilement raison. Toutefois, cette petite opération exige quelques précautions : 1° il faut que le liquide que l'on emploie soit tiède, le malade supportant mal le contact d'un corps froid dans la vessie ; 2° on poussera l'injection avec lenteur, car une pression exagérée est difficilement tolérée ; 3° chaque injection ne contiendra en moyenne qu'un verre de liquide, soit deux cents grammes environ, si on ne veut pas provoquer des douleurs hypogastriques insupportables ; 4° enfin, dans tous les cas, on ne dépensera pour chaque séance pas plus de deux litres d'excipient, si on ne veut pas s'exposer à des accidents fébriles par suite de l'action trop prolongée de la sonde dans l'urèthre et la vessie.

En tenant compte de ces préceptes, on peut être certain d'avance de n'avoir pas d'insuccès à consigner. Toutefois, avant de commencer, il est bon de s'assurer de l'état des reins et des bassinets, car s'il existe une pyélo-néphrite suppurée, il est bon de s'abstenir de tout lavage de la vessie. Au reste, à quoi servirait-il en cette circonstance ? Absolument à rien ; en admettant qu'on pût modifier avantageusement l'état de ce viscère, cela n'empêcherait pas la pyélo-néphrite de suivre son cours. J'ajouterai même que, dans ce cas, la présence d'une sonde dans l'urèthre serait susceptible d'augmenter la fièvre et pourrait occasionner des accidents rapidement mortels.

Pour tous mes lavages, l'instrument que j'emploie de préférence est celui de Maréchal ; il est d'un maniement assez commode et remplit strictement le but que je me propose : l'expulsion des dépôts purulents et muqueux que renferme la vessie. Avec la sonde à double courant, on atteint le même but et même l'opération dure moins longtemps, ce qui est précieux en pareille circonstance ; mais ce procédé a un inconvénient majeur : c'est que pour introduire la sonde à double courant, il faut un canal large, dilatable, et qu'alors il y a quelquefois dans la pratique journalière des difficultés de cathétérisme insurmontables. Avec l'instrument de Maréchal, on n'a pas à craindre des difficultés de cette nature, car on peut employer des sondes de petit calibre; il est vrai qu'alors l'opération dure quelques minutes de plus, mais c'est un inconvénient de peu d'importance.

Depuis quelques années je me sers volontiers de l'appareil Faucher. Tout d'abord, j'introduis dans la vessie une sonde à l'orifice externe de laquelle j'adapte le tube en caoutchouc, puis par l'entonnoir placé à l'extrémité libre je vide lentement le liquide. Lorsqu'il en est descendu un verre dans la vessie, je l'évacue en abaissant le tube, comme dans le lavage de l'estomac, puis je recommence et ainsi de suite jusqu'à la fin de l'opération. Ce moyen a l'avantage d'être moins compliqué et plus expéditif que le précédent.

Pour mes lavages de vessie, je me sers tantôt de l'acide borique tantôt du nitrate d'argent, assez souvent de l'Eau de l'Hôpital. Avec ce dernier agent médicamenteux, j'ai obtenu parfois des résultats inespérés. Parmi les cas que j'ai traités de cette façon, il y en a un qui m'a frappé, parce que l'affection était ancienne et très tenace. Il y a une douzaine d'années, j'eus comme cliente une dame dépassant légèrement la cinquantaine, qui souffrait depuis longtemps de cystite chronique. Les envies d'uriner, sans être trop fréquentes, étaient gênantes parce qu'elles se produisaient de préférence la nuit, et au lever on constatait au fond du vase du pus et des mucosités filantes en abondance, mais pas de sang. Les douleurs de miction et hypogastriques n'étaient pas très accusées, tandis que celles de la région lombaire étaient parfois intolérables et l'inquiétaient, parce qu'elle avait éprouvé jadis des coliques néphrétiques et qu'elle craignait le retour de ces affreuses crises qui la jetaient dans la prostration. L'Eau minérale en boisson et les bains ayant échoué, je me décidai à pratiquer le lavage de la vessie tous les deux jours avec de l'Eau de l'Hôpital que j'affectionne tout particulièrement pour cet usage, à cause de sa température qui se rapproche beaucoup de celle du corps.

A la fin de sa cure, — qui fut un peu plus longue que d'ordinaire, — cette dame était notablement améliorée. L'année suivante, je lui fis suivre d'emblée le même traitement, et depuis lors le pus et les mucosités ont disparu, l'urine est même devenue tout à fait claire et les phénomènes douloureux abdominaux et lombaires ont entièrement cessé.

Lorsqu'on est convaincu que le catarrhe vésical est dû à la présence d'un calcul, il faut extraire ce corps étranger. Dans les cas de ce genre, Petit avait conseillé les lavages quotidiens avec l'Eau de Vichy, afin d'en opérer la dissolution. Cette conception toute théorique n'a pas produit cliniquement de résultat sérieux. En effet, les calculs vésicaux sont constitués par une série de couches superposées de nature différente ; d'une façon générale, le noyau est de l'acide urique, mais dans l'enveloppe dominent les phosphates ; or, les Eaux de Vichy, si elles désagrègent les concrétions d'acide urique, sont sans action sur les phosphates.

Avant de procéder à la taille ou à la lithotritie, les chirurgiens conseillent parfois aux malades de se rendre à nos sources, non pas pour obtenir la dissolution de leur pierre, mais pour combattre le catarrhe vésical concomitant. Une fois l'opération exécutée, ils les renvoient très souvent à Vichy afin qu'ils éliminent les produits muqueux ou purulents qui encombrent leur vessie ou les débris de calcul qui auraient été oubliés. Dans tous ces cas le traitement ordinaire suffit, il n'est pas besoin de recourir à des moyens plus actifs et notamment au lavage de la vessie.

Peu d'affections déterminent des accidents aussi douloureux que la gravelle rénale. Si elle n'occasionne la mort qu'exceptionnellement, elle n'en est pas moins fort souvent la cause de complications sérieuses : l'hématurie d'abord et la pyélo-néphrite ensuite.

Pathologiquement, la gravelle se traduit par l'émission de concrétions de forme et de dimension variables et n'ayant pas toujours une composition chimique identique. Tantôt, en effet, l'excrétion est formée par de l'acide urique pur — ce qui est la règle — tantôt, au contraire, par de l'acide oxalique — ce qui est rare — ou enfin par des produits phosphatiques — ce qui est tout à fait exceptionnel.

Cette émission de graviers, quel que soit leur substratum, n'a pas lieu sans souffrances. Dès qu'ils se détachent et se préparent à cheminer à travers les uretères, il surgit des douleurs abdominales et lombaires qui ne cessent que quand le corps étranger est arrivé au terme même de sa course. C'est à ce moment qu'il se produit parfois des hématuries qui occupent plusieurs mictions ; cependant, elles acquièrent exceptionnellement des proportions inquiétantes. D'un autre côté, la pyélite ne se voit guère que chez les graveleux invétérés, qui logent dans leurs bassinets des concrétions nombreuses, dont la présence seule suffit pour enflammer les parties les plus élevées des voies urinaires et les infecter. Il est de toute nécessité de prévoir ces deux complications possibles pour être à même de les traiter.

Les douleurs de la lithiase rénale, qu'on appelle communément coliques néphrétiques, n'ont point d'équivalent en pathologie. Elles dépassent de beaucoup, en violence et en longueur, celles de la lithiase biliaire. Lorsque le gravier est tombé dans la vessie, leur intensité s'amoindrit ; toutefois, si le canal de l'urèthre est dévié par une hypertrophie de la prostate ou diminué de calibre par un rétrécissement fibreux, il survient encore des malaises indéfinissables à l'occasion de cette dernière étape.

La colique néphrétique n'est pas constamment suivie de l'expulsion d'un gravier. Si la vessie n'est pas dans un état d'intégrité absolue ou si le corps étranger est trop volumineux pour s'engager dans la lumière du canal de l'urèthre, il se dépose alors dans le bas-fond de l'organe, y séjourne et peut, à la longue, devenir le point de départ de la Pierre. Les graveleux, qui ont des vessies à colonnes et à cellules, sont exposés fréquemment à ce genre d'accident.

Pendant longtemps on se demanda si la colique néphrétique était toujours d'origine calculeuse. Les avis se partagèrent ; les uns — c'était, à vrai dire, le petit nombre — se fondant sur ce qu'on ne trouvait pas constamment des graviers dans l'urine des malades, à la suite d'un accès de colique néphrétique, supposaient que cet accident était parfois d'origine névralgique ; d'autres — et c'étaient les plus autorisés — n'admettaient pas que les coliques néphrétiques pussent se produire en dehors d'une obstruction des uretères par un corps étranger. Cette dernière opinion me paraît la plus admissible, et si l'on ne trouve pas toujours des graviers dans l'urine, on trouve toujours du sable, dont la présence en excès notable suffit amplement pour expliquer les accidents urinaires qui se sont produits.

Dans la gravelle, rien n'indique la veille ce qui se passera le lendemain. La colique néphrétique surprend sournoisement le malade ; elle débute brusquement et finit de même. Son acuité n'est pas toujours en rapport mathématique avec le volume du gravier, tandis qu'au contraire sa violence et sa durée dépendent assez ordinairement de sa forme. Quant à l'hématurie qui lui succède assez souvent, elle est provoquée ordinairement par des déchirures de la muqueuse de l'uretère ; ce sont, dans ces cas, les aspérités et les angles aigus du corps étranger qui occasionnent ces solutions de continuité.

Comme dans toutes les affections paroxystiques douloureuses, il y a des nuances dans la colique néphrétique.
Tantôt les accès sont de faible intensité et durent de trois
quarts d'heure à une heure ; tantôt ils sont de moyenne
violence et nécessitent une intervention modérée ; d'autres
fois, enfin, ils ont une très grande acuité et provoquent des
cris ; il faut alors intervenir activement.

La lithiase urinaire et la lithiase biliaire coïncident souvent ensemble ; les coliques néphrétique et hépatique sont
donc appelées à évoluer simultanément. Dans ces cas, la
souffrance est horrible ; le malade est en proie à une angoisse
inexprimable ; il ne peut respirer, se tourne et se retourne
sur son lit, se roule sur le plancher ; la vie est sérieusement
menacée si on ne parvient à enrayer les souffrances.

Tous ces phénomènes sensoriels sont avantageusement
modifiés par les Eaux de Vichy, si bien que deux ou trois
saisons suffisent pour les faire disparaître à tout jamais.

Dans un travail que j'ai publié en 1881, je disais « que
les alcalins dissolvaient les graviers d'acide urique en les
transformant en urate de soude, qui s'élimine insensiblement par l'urine ; que les dépôts phosphatiques, qui peuvent
se produire alors dans la vessie, n'engendrent jamais de
calculs ; qu'enfin les alcalins n'ont aucune action évidente
sur ceux de phosphate de chaux et ammoniaco-magnésiens,
ou ceux d'oxalate de chaux ». Depuis cette époque, mes
opinions, loin de se modifier, n'ont fait que se fortifier.

Il y a plus d'un siècle que les alcalins sont administrés
avec succès dans la gravelle, sous une forme ou sous une
autre. Dans les fameuses préparations de Lady Stephens, il
entrait une notable quantité de potasse qui amenait et devait
amener la dissolution des graviers d'acide urique. Mais
c'est à Chevalier que la science est redevable des premiers
essais de dissolution des concrétions des voies urinaires par
les Eaux minérales alcalines.

En 1837, il vint habiter Vichy pendant plusieurs mois, et institua une série d'expériences avec l'Eau de la Grande-Grille, du puits Carré et de Chomel. Il se servit de ces trois sources parce que la température de chacune d'elles se rapprochait de celle de la vessie. Il plaça des calculs d'acide urique, d'oxalate de chaux, de phosphate ammoniaco-magnésien dans des sacs en tulle de coton et les fit séjourner durant une semaine environ dans l'eau minérale. Au bout de ce temps, ces concrétions étaient dissoutes (calculs d'acide urique) ; les autres désagrégés (ammoniaco-magnésiens) ; enfin les derniers (oxalate de chaux) étaient légèrement attaqués.

A la même époque, Petit se livrait à des recherches analogues. Il scia des calculs d'acide urique, d'oxalate de chaux et ammoniaco-magnésiens et les renferma séparément dans un petit panier d'osier. Il les plongea ensuite dans la fontaine de la Grande-Grille. Tout était disposé pour que l'eau de cette source pût se renouveler autour d'eux. La durée du séjour varia entre trois semaines et un mois. Voici les résultats qu'il obtint : ceux d'acide urique, qui pesaient ensemble 118 gr. 50, perdirent en vingt-sept jours 53 gr. 95, soit 53 % ; ceux de phosphates ammoniaco-magnésiens, qui pesaient ensemble 97 gr. 55, perdirent 58 gr. 75, soit 60 % ; ceux d'oxalate de chaux conservèrent le poids qu'ils avaient avant l'expérience.

Dès que ces faits furent connus, une violente polémique s'engagea dans la presse, et des discussions passionnées s'élevèrent au sein des sociétés savantes. Les uns admirent, avec Petit, l'action dissolvante des Eaux de Vichy sur les calculs urinaires ; les autres, composés en grande partie des chirurgiens lithotriteurs, furent d'un avis opposé. C'est alors que Petit pria le ministre du Commerce de faire contrôler ses expériences par l'Académie de Médecine. Cette demande ayant été agréée, Bricheteau, Blandin, Ossian

Henry, Husson et Bérard furent nommés pour étudier la question. Un mois après, ce dernier lisait devant l'Académie le rapport suivant :

« Nous avons fait immerger plusieurs calculs de nature différente, dans des quantités déterminées d'eau minérale tenue sans cesse à une chaleur de 35 à 40°. L'un était constitué par de l'acide urique, l'autre par du phosphate de chaux et du phosphate ammoniaco-magnésien ; enfin, le troisième, par de l'oxalate de chaux.

« Ces calculs ont été soumis isolément à l'action d'un litre d'eau minérale pendant quinze jours, et le liquide, à cette époque, fut remplacé pendant quinze nouveaux jours par une nouvelle dose semblable à la première, qu'on répéta une troisième fois. Chaque calcul avait donc subi le contact de trois litres d'Eau minérale de Vichy ; séchés alors, ils furent fixés, et le liquide tiré à clair, filtré, fut analysé à part. Le calcul urique avait perdu 37 % de son poids ; celui qui était constitué par du phosphate ammoniaco-magnésien et du phosphate de chaux, 29 % ; enfin celui d'oxalate de chaux et d'acide urique mélangés, 17 %.

« La dissolution plus ou moins complète de tous ces calculs avait donc eu lieu par l'action prolongée de l'Eau de Vichy sur eux. »

Mes conclusions diffèrent de celles de l'Académie sur deux points essentiels. Les graviers d'acide pur ne résistent pas au contact de l'Eau de Vichy pourvu que ce contact soit un peu prolongé. Il suffit, pour s'en rendre compte, de relire les expériences que j'ai faites jadis ou mieux encore de les répéter. On verra alors que ces graviers passent dans leur totalité à l'état d'urate de soude. Pour les calculs d'oxalate de chaux, phosphatiques et ammoniaco-magnésiens, rien de semblable ne se produit. Ces corps perdent bien une partie de leur poids, mais pareille déperdition aurait également lieu au contact de l'eau ordinaire. Cette diminution de poids provient en grande partie de la fonte de l'enveloppe muqueuse qui les recouvre. J'ajouterai que si leur substance même se fendille, se désagrège, se fragmente, jamais la constitution chimique du calcul n'est modifiée. En effet, si on analyse chaque morceau séparément, on retrouvera les mêmes éléments qu'avant l'expérience.

L'action dissolvante de l'Eau de Vichy sur les graviers d'acide urique me paraît absolument démontrée par l'expérimentation. Il nous reste à établir maintenant si, sur le vivant, pareille dissolution peut se produire.

Quand le sujet est atteint de gravelle oxalique ou phosphatique, il n'y a pas de doute à concevoir : aucune amélioration ne sera obtenue. C'est un fait admis par tout le monde. Si, au contraire, le malade est atteint de gravelle urique, ce qui arrive quatre-vingt-dix fois sur cent, il a des chances sérieuses de guérison ; l'Eau de Vichy est donc indiquée dans les neuf dixièmes des cas de gravelle rénale.

Quelle est alors la règle thermale à observer pour arriver à un résultat satisfaisant ?

Administrés à faible dose, les carbonates alcalins sont sans action appréciable dans la gravelle urique. En effet, une fois arrivés dans l'estomac, ils se transforment en chlorures au contact de l'acide chlorhydrique du suc gastrique et l'urine conserve son acidité ordinaire. A haute dose, ils ne se transforment que partiellement en chlorures ; la majeure partie est absorbée en nature. Le sang passe alors à l'état alcalin, et les urines, d'acides qu'elles étaient, deviennent neutres ou alcalines. C'est ce dernier effet qu'il faut chercher à obtenir et ce n'est que par le tâtonnement qu'on y parviendra.

A Vichy, deux ou trois verres d'eau minérale, pris le matin à jeun, suffisent le plus souvent pour rendre l'urine neutre et même alcaline jusqu'au déjeuner. En absorbant la même quantité de ce liquide dans l'après-midi, l'alcalinité se maintiendra durant toute la journée. Si avant de se coucher on boit un cinquième verre, l'urine reste alcaline d'une façon permanente. Dans les cas où l'urine tend à redevenir acide dans la matinée ou dans l'après-midi, il n'est pas nécessaire d'augmenter sensiblement la dose d'eau minérale à l'intérieur, il suffit de plonger le malade dans un bain alcalin pendant une demi-heure.

A l'état normal, l'acidité de l'urine provient de la présence du phosphate acide de soude, de l'urate acide de soude, enfin de faibles proportions d'acide urique libre. Sous l'influence de la médication alcaline, le phosphate acide ne se forme pas. Quant à l'urate acide de soude, la question est plus complexe : celui qui se produit est constamment à l'état de sel neutre ou basique. En ce qui concerne l'acide urique libre, il est excrété à l'état de sel neutre ou basique de soude.

Ainsi, le phosphate acide ne se produisant plus, c'est l'urate basique de soude qui, bien que sécrété en moins grande quantité, communique dans ce cas l'alcalinité à l'urine. Bouchardat ne partage pas cette manière de voir : « Les phosphates terreux, dit-il, se déposent dans les urines alcalines, quelle que soit la cause de cette alcalinité. L'usage et surtout l'abus des alcalins favorisent donc le dépôt des phosphates dans la vessie. » M. Debout va plus loin ; il prétend que les Eaux de Vichy peuvent transformer des graveleux en calculeux, si au moment de la cure il se trouve de petits graviers dans la vessie. A l'appui de son dire, il cite plusieurs observations tirées, soit de sa pratique personnelle, soit de celle de ses confrères. Dans l'un de ces faits, il s'agit de la pierre de l'empereur Napoléon III que sir Henry Thompson lui montra peu après l'opération. Les fragments représentaient environ la moitié de la concrétion dont le volume dépassait une noix. Le centre de ce calcul était formé d'acide urique et d'urates, les couches périphériques, de phosphates. Le chirurgien anglais fut d'avis que les alcalins et l'Eau de Vichy en particulier, avaient amené la formation de ces couches périphériques, encore augmentées dans les derniers temps par une irritation de la vessie.

Plus on lit cette observation plus on cherche sur quelle donnée s'appuie ce chirurgien pour attribuer à nos Eaux cet accroissement, comme si l'irritation de la vessie, occasionnée par la présence de ce corps étranger, les fatigues du cheval pendant la guerre de 1870, la dépression morale et physique après Sedan, n'étaient pas suffisantes pour tout expliquer. Il est à craindre que ces accusations si mal fondées n'aient été répandues dans le public que pour détourner l'attention sur le résultat déplorable d'une opération exécutée dans les plus détestables conditions.

En résumé, rien n'indique qu'un graveleux puisse devenir calculeux à Vichy ; tout semble, au contraire, devoir éloigner la crainte d'une solution aussi regrettable.

Le traitement thermal est des plus simples : cinq ou six verres d'eau minérale par jour, moitié aux Célestins, moitié à la Grande-Grille ou à l'Hôpital, un bain et une douche chaque matin ou alternativement, suivant les indications et les cas. Toutefois, il faudra soigneusement éviter l'emploi des eaux minérales contenant du fer, car on a observé qu'elles étaient généralement mal tolérées et qu'elles provoquaient même des coliques néphrétiques. Quant au régime, il est trop connu pour que nous le décrivions minutieusement. Les viandes blanches, les légumes frais, à l'exception des tomates, épinards et oseille, le lait, les fruits très mûrs, le vin blanc léger, constitueront le fond même de l'alimentation. Si pendant la cure il survient, malgré toutes les précautions prises, un ou plusieurs accès de colique néphrétique, il faut suspendre le traitement et ne le recommencer que quand les souffrances ont entièrement disparu.

En favorisant la désagrégation des concrétions rénales, la médication alcaline supprime peu à peu les manifestations douloureuses de la lithiase urique ; la colique néphrétique ne tarde pas à diminuer, par la suite, de fréquence et d'intensité. Ceux qui avaient souffert l'année précédente d'accès violents et nombreux, voient, après une première saison passée à nos thermes, le chiffre de leurs crises s'abaisser, en même temps que leurs souffrances sont devenues plus tolérables. Après une seconde cure, les accès ne se reproduisent plus qu'une ou deux fois dans l'année et le plus souvent ne sont pas assez longs ni assez aigus pour contraindre les malades à garder la chambre. Après la troisième cure, les coliques néphrétiques cessent ordinairement ; si par hasard elles se reproduisent, c'est à la suite d'un écart de régime ou après une fatigue excessive. Après la quatrième, tout se borne à quelques élancements dans la région des flancs et à un peu de pesanteur dans les lombes. Les autres cures ne sont le plus ordinairement que des mesures de précaution. On comprendra aisément que cette marche n'a rien d'absolu, qu'elle souffre de nombreuses exceptions tenant à l'idiosyncrasie du sujet, au début plus ou moins reculé de la gravelle et à son origine innée ou acquise.

Dans certains cas la gravelle urique résiste opiniâtrement à tous nos moyens thermaux. Sous leur influence, les accès de colique néphrétique diminuent de fréquence et de force, mais ne disparaissent pas, bien que chaque année on modifie le traitement. Je conseille alors aux malades de faire, le même été, deux cures, l'une à Vichy de quinze à vingt jours, et l'autre à Contrexéville, de même durée, en mettant entre les deux un intervalle de six semaines au moins. En maintes circonstances je n'ai eu qu'à me louer de cette méthode.

Depuis longtemps, les alcalins ont été vantés dans l'albuminurie. Tous nos auteurs classiques les préconisent concurremment avec le perchlorure de fer, le tanin, etc. Il n'entre pas dans notre intention de passer en revue ici toutes les variétés de néphrites connues, ni de fixer les règles thérapeutiques spéciales à chacune d'elles ; nous ne parlerons que des espèces les plus communément observées en clinique.

L'albuminurie aiguë, quelle que soit sa cause, est aggravée par l'emploi des alcalins. La fièvre redouble, les douleurs lombaires sont plus aiguës, l'hématurie devient plus abondante. Plus haut, nous nous sommes catégoriquement expliqué sur ce point.

Il n'en est pas de même de l'albuminurie chronique. La maladie de Bright, que nous rencontrons si souvent chez les buveurs de profession, est généralement améliorée à Vichy, pourvu que le sujet ne soit pas encore cachectique ; s'il y a anasarque, hypertrophie cardiaque, menace d'urémie, tendance à la congestion pulmonaire ou cérébrale, le plus sage est de s'abstenir. Mais lorsqu'il n'y a qu'un peu d'amaigrissement et d'affaiblissement, que le malade ne se plaint que modérément de la région lombaire, que les troubles circulatoires ne sont pas très prononcés, que les fonctions respiratoires s'exécutent librement, que l'encéphale n'est pas encore le siège de congestion séreuse ou sanguine, la médication alcaline ne peut que procurer des avantages, quelles que soient les doses d'albumine relevées dans l'urine par l'analyse chimique.

L'albuminurie scarlatineuse cesse le plus souvent avec l'affection qui l'a provoquée. Il en est de même de l'albuminurie des femmes enceintes ; elle disparaît ordinairement dans les trois premiers mois qui suivent l'accouchement. Il arrive cependant que dans certains cas, et sans qu'on puisse en saisir le motif, ces deux espèces morbides persistent avec opiniâtreté pendant de nombreuses années. Elles s'accompagnent à la longue de débilitation générale, d'œdème localisé, de douleurs lombaires très modérées. Si on examine l'urine, on trouve que le taux de l'urée a baissé, beaucoup moins cependant que dans la maladie de Bright, et que le poids de l'albumine est beaucoup plus élevé que dans cette dernière affection. C'est dans l'albuminurie des scarlatineux et dans celle des femmes grosses que Vichy produit ses plus sûrs et ses meilleurs effets.

Dans le cours du diabète, il est assez constant d'observer des doses d'albumine assez fortes pour pouvoir être dosées. La présence de cet élément dans l'urine ne s'accompagne pas toujours de désordres bien nettement définis. C'est souvent un phénomène sans valeur séméiologique dû uniquement aux mictions fréquentes et exagérées ; mais il arrive parfois que les doses s'élèvent à un gramme et plus dans les vingt-quatre heures. On a alors affaire au diabète albumineux. Dans ce cas particulier, à quoi est due la présence de ces fortes proportions d'albumine ? Plusieurs théories ont été avancées ; la plus vraisemblable, c'est celle qui attribue l'émission de cette substance au régime fortement azoté, à l'abus des liqueurs et du vin.

Que la présence de l'albumine dans l'urine soit due à la maladie de Bright, qu'elle soit la conséquence de la néphrite catarrhale ou du diabète, le traitement thermal est identique dans tous les cas. On instituera tout d'abord un régime approprié. Le malade ne fera qu'un seul repas à la fourchette, où domineront les légumes verts, ainsi que le conseille fort justement Dujardin-Beaumetz ; l'autre sera constitué uniquement par du lait. Quant à l'eau minérale, on l'administrera toujours à dose suffisante pour provoquer une légère diurèse. Le choix des sources n'est pas indifférent dans ce cas ; on s'adressera de préférence à celles qui sont fraîches ou froides ; cependant, si les fonctions sudorales sont notablement enrayées, on conseillera aussi une source chaude.

Le bain, par ses propriétés débilitantes, n'est pas toujours suivi d'un heureux effet, je lui préfère de beaucoup l'hydrothérapie. Les douches froides étant généralement mal tolérées, on leur préférera les douches tièdes qui sont moins perturbatrices et qui semblent mieux calmer les douleurs lombaires.

Voici pour les cas simples, exempts de tous accidents et complications. Mais, dans le cours de son évolution, l'albuminurie chronique présente souvent des troubles circulatoires et nerveux, qui ont une grande valeur au point de vue de la thérapeutique hydriatique.

L'œdème, lorsqu'il est localisé aux jambes, qu'il n'est pas très accentué, ne gêne en rien la cure. Il en est de même de celui qu'on observe à la face et aux mains ; mais lorsqu'il s'étend aux bras, aux cuisses, qu'il gagne l'abdomen, il faut se borner au traitement interne. L'eau minérale sera administrée avec parcimonie, car à dose massive elle ne manquerait pas de provoquer une exacerbation des symptômes morbides. Il en sera de même, s'il y a une hypertrophie cardiaque notable, des congestions pulmonaires répétées, des saignements de nez abondants et fréquents.

Quels sont les effets de l'Eau de Vichy dans la néphrite chronique ? D'une façon générale, l'albumine diminue mais ne disparaît pas complètement des urines, comme cela se voit pour le sucre diabétique ; toujours on en retrouve des traces, quelles que soient les doses primitives. Contrairement à ce qui se passe pour la glycosurie, la diminution de l'albumine ne coïncide pas exactement avec l'amendement des principaux symptômes de l'albuminurie.

Tout le monde a remarqué, en effet, que les néphrites

chroniques les plus graves par leurs conséquences prochaines ou éloignées, n'étaient pas toujours celles qui s'accompagnaient d'une émission considérable d'albumine ; j'ai vu, à maintes reprises, des malades uriner 0 gr. 50 c. à peine de cette substance et présenter des complications redoutables, tandis que d'autres qui urinaient depuis des années 10, 12 et même 14 gr. d'albumine ne ressentaient rien d'insolite. La présence de l'albumine en plus ou moins grande proportion, sa diminution, sous l'influence d'un traitement rationnel, ne sont donc pas un critérium suffisant pour donner à croire que le malade est dans une position critique ou satisfaisante.

L'abaissement du taux normal de l'urée est un phénomène constant dans les néphrites chroniques ; il coïncide généralement avec la diminution de poids et de volume de l'urine. Assez communément, en effet, l'urée descend à 6, 8 ou 10 gr. dans les vingt-quatre heures et même moins ; en même temps l'émission totale des urines ne dépasse guère 8 ou 900 gr. pour le même laps de temps. Sous l'influence des Eaux de Vichy, l'urée remonte rapidement à 12, 15 et 20 gr. dans les vingt-quatre heures ; quant à l'urine, de limpide et mousseuse qu'elle était auparavant, elle devient jaunâtre ; si on a la précaution de la recueillir, on trouve que son poids et son volume se sont élevés sensiblement et tendent à se rapprocher de la moyenne ordinaire.

Lorsqu'on a acquis ce résultat, on peut avancer que les complications graves de l'urémie sont écartées, au moins pour une période de temps assez longue. C'est alors que la digestion s'améliore, que l'œdème rétrocède, que les douleurs lombaires deviennent plus supportables. Ces heureux effets persistent au delà des limites de la cure, et quelquefois même, l'année suivante, on est très étonné de constater que l'urée et l'urine des vingt-quatre heures ont dépassé sensiblement le volume et le poids qu'ils avaient l'année précédente ; mais ce n'est pas la règle. Si pendant l'hiver on ne s'astreint pas au régime lacté, si on abandonne l'usage des alcalins, on ne tarde pas à retomber.

C'est donc surtout par l'augmentation du poids de l'urée et du volume de l'urine, que l'on voit l'état des albuminuriques s'améliorer à Vichy.

CHAPITRE V

Diabète sucré

Formes diverses de diabète sucré. Coexistence de cette maladie avec
la goutte, la gravelle urique, le rhumatisme articulaire aigu, la lithiase
biliaire, l'obésité et l'arthritisme en général.

Rollo, Bouchardat, Mialhe et Trousseau conseillent les alcalins contre
le diabète. Hirtz combat cette opinion dans le *Dictionnaire de Médecine* de Jaccoud. Max Durand-Fardel attribue au contraire à l'Eau
de Vichy une action directe dans le traitement de cette affection.

Expériences de Cl. Bernard, Poggiale et Lehmann sur l'action des alcalins
contre le sucre. Elle est négative. D'après les travaux de Pavy, Bretet
et les nôtres, les alcalins empêchent la formation de la glycose.

Régime diabétique.

Influence des Eaux de Vichy sur la glycosurie, la production exagérée
de l'urée, la phosphaturie et l'albuminurie. De leurs bons effets dans
le diabète gras et de leur inefficacité dans le diabète pancréatique
et acétonémique.

Il n'y a pas de formule générale de thérapeutique thermale dans le
diabète sucré, à cause de ses complications. Emploi de l'Eau de
Vichy contre les congestions du foie, le furoncle, l'anthrax, le phlegmon, les névralgies, gangrènes et plaies diabétiques.

Malgré les recherches les plus récentes, la pathogénie du
diabète sucré est tout aussi obscure aujourd'hui qu'il y a un
demi-siècle. Chacun a sa théorie, de telle sorte qu'actuellement, il n'en existe pas moins d'une trentaine. Ce nombre,
loin de diminuer, ne fera que s'accroître tant que l'anatomie
pathologique de cette affection sera si peu précise. Certes,
ce ne sont pas les lésions qui manquent. Aucun système,
aucun organe n'est épargné ; mais ces lésions sont plutôt la
conséquence que la cause du diabète. Avec une pareille
obscurité, il est impossible d'assigner un siège réel à cette
affection.

Cette insuffisance dans nos connaissances premières a donné naissance à une foule de catégories de glycosurie, qui n'ont le plus souvent entre elles qu'un lieu commun : la présence du sucre dans le sang. La plupart des autres symptômes sont différents, y compris la marche et la terminaison elles-mêmes. Peut-on, en effet, envisager l'avenir avec la même sécurité, lorsqu'on se trouve en présence d'un diabétique gras et goutteux et d'un diabétique maigre et affaibli ? Avec un régime et un traitement appropriés, la vie chez le premier ne sera qu'exceptionnellement menacée, tandis que, quoi qu'on fasse chez le second, on n'arrivera presque jamais à prévenir une terminaison fatale.

Tous ces groupes pathologiques, qu'il serait trop long d'énumérer, n'ont pas résisté au temps ni à la critique. On n'a pas tardé à s'apercevoir que la plupart d'entre eux ne pouvaient s'appliquer qu'à des cas donnés, et que les diabètes hépatique, nerveux, s'ils n'étaient pas de simples vues de l'esprit, ne devaient leur dénomination qu'à des lésions isolées. Aujourd'hui, ces essais de localisation sont à peu près délaissés, bien que tout le monde soit d'accord pour admettre que, selon les individus, il y a prédominance de tel ou tel symptôme.

Toutes les classifications qu'on a introduites dans la science n'ont servi qu'à embrouiller la question ; et si le diabète ne constitue pas une unité morbide, il ne s'ensuit pas qu'il faille établir autant de formes que d'individus. Cependant, s'il n'y a pas quatre diabétiques qui se ressemblent, il n'en est pas moins vrai que la glycosurie a des rapports étroits avec d'autres états constitutionnels : l'arthritis en particulier.

La coexistence de la goutte et du diabète ne saurait être niée, bien que Griesinger, sur deux cent vingt-cinq cas qu'il a observés, n'ait trouvé que quatre goutteux, et que M. Bouchard ait professé que le diabétique est rarement goutteux, et que le goutteux est rarement diabétique. Tantôt c'est le diabète qui commence, tantôt, au contraire, c'est la goutte ; il n'y a rien de fixe à ce sujet. Mais ce qu'il y a de certain, c'est que ces affections n'évoluent pas simultanément sans ressentir des effets de voisinage. Chez le goutteux qui devient diabétique, l'apparition de l'accès imprime à la glycosurie une physionomie toute spéciale : les déperditions sucrées sont faibles et le pronostic est généralement favorable. Quand, au contraire, la goutte apparaît dans le cours du diabète, les accès sont peu douloureux et peu longs ; d'autre part, l'élimination des matières sucrées n'est jamais énorme. De telle sorte que, dans l'un et l'autre cas, il s'établit entre le diabète et la goutte une espèce de correction dont l'effet est de diminuer la gravité de l'une et de l'autre maladie.

Il y a même parfois une véritable alternance. Marchal (de Calvi) raconte qu'un de ses malades, dès qu'il n'avait plus de sucre dans ses urines, éprouvait de violents accès de goutte. C'est ainsi qu'une fois il se produisit une sciatique rebelle, qui ne céda qu'à des cautérisations à l'acide nitrique. Il vit souvent la cessation de la glycosurie être suivie d'accidents très douloureux, si bien qu'il conseilla l'usage des féculents afin qu'il y eût constamment 8 à 10 grammes de sucre dans l'urine.

Il arrive parfois qu'au lieu d'alterner, ces deux maladies se succèdent, et le plus souvent c'est le diabète qui remplace la goutte dont les accès sont supprimés. Dans ce cas alors, l'élimination journalière de substances glycosiques est considérable. J'ai vu plusieurs exemples de cette succession pathologique, et toujours c'était le diabète, et une forme des plus graves, qui remplaçait la goutte.

La gravelle urique coïncide avec le diabète, au moins dans le dixième des cas. On en a fait tantôt une complication, tantôt un phénomène intercurrent de la glycosurie, mais

jamais on ne l'a considérée comme une manifestation morbide dérivant de la même diathèse. Bouchardat regarde la
gravelle urique comme une complication rare de la glycosurie. Max Durand-Fardel va plus loin : « Jusqu'à présent,
dit-il, nous ne pouvons voir dans la coïncidence de la
gravelle avec le diabète qu'un simple rapprochement, dont
il convient d'étudier le caractère, mais qui ne se rencontre
que dans des cas limités, quelle que soit leur fréquence
relative. »

Durand-Fardel, qui fait du diabète une diathèse qu'il
appelle glycosurique, ne pouvait avoir une opinion différente. Mais il est très étonnant que Bouchardat, qui a tant
insisté sur la surabondance d'excrétions d'acide urique,
chez la plupart des glycosuriques, et par conséquent sur son
excès dans le sang à l'état d'urate de soude, n'ait vu dans
la gravelle qu'une complication rare de la glycosurie.

Dans le diabète et la gravelle urique, on voit évoluer les
mêmes manifestations que dans le diabète et la goutte.
Lorsque la glycosurie apparaît après la gravelle urique,
généralement les coliques néphrétiques disparaissent, il
n'y a plus d'expulsion de graviers ; mais, d'autre part, les
déperditions glycosiques atteignent des proportions énormes. Il n'y a plus correction, mais substitution complète
d'une maladie à une autre.

Quand la gravelle urique s'est montrée dans le cours d'un
diabète confirmé, sa pathogénie a donné lieu à des divergences d'interprétation. Bence Jones prétend que c'est le
régime suivi par les diabétiques qui est la cause de la
formation des graviers rénaux. Il pouvait en être ainsi
en 1853, époque à laquelle il écrivait ces lignes. A ce
moment, en effet, on soumettait les diabétiques au régime
carné exclusif, mais aujourd'hui on permet l'usage des
légumes, on proscrit les liqueurs, les boissons généreuses ;
on supprime en un mot tous les mets pouvant être suscep-

tibles de produire de l'acide urique en excès. Néanmoins, la gravelle urique est aussi fréquente qu'à l'époque ou Bence Jones écrivait les lignes que je viens de citer. Dans ce cas, il se produit une véritable correction, analogue à celle qui se passe dans le diabète goutteux : l'élimination sucrée journalière est faible, et les coliques néphrétiques sont loin d'être aussi violentes et fréquentes que lorsqu'il n'y a pas en même temps glycosurie. Il est juste d'ajouter que cet antagonisme est loin d'être aussi net qu'entre le diabète et la goutte.

Jusqu'à ces dernières années on n'avait pas saisi les relations du diabète avec le rhumatisme, il a fallu qu'on mît à jour des statistiques imposantes pour qu'on se rendît à l'évidence. Les rhumatismes musculaire, aigu ou chronique, se rencontrent dans la glycosurie dans la moitié des cas, soit comme maladies antérieures, soit comme maladies concomitantes. De toutes ces variétés, la forme aiguë est celle dont le diabète semble dériver le plus souvent. J'ai noté fréquemment cette cause prochaine chez des gens ayant eu un rhumatisme aigu poly-articulaire, dont la durée avait été longue et la convalescence difficile. Toutefois, je n'ai jamais remarqué que les complications cardiaques ou pulmonaires eussent une influence marquée sur l'évolution du diabète. Généralement les malades, chez qui le diabète avait pour point de départ une poly-arthrite aiguë, présentaient des symptômes graves. Je n'ai pas fait semblable remarque lorsque la glycosurie succédait au rhumatisme musculaire ou chronique.

Dans le cours du diabète, il n'est pas commun de voir se développer un rhumatisme articulaire aigu. Cependant cette éventualité se produit assez souvent pour qu'on ne la regarde pas comme une curiosité pathologique. Dans ces cas, l'affection aiguë suit son cours normal, mais le sucre diminue et la polyurie cesse. Cette atténuation dans les symptômes diabétiques ne doit pas être imputée à l'apparition du rhumatisme. On observe une semblable régression chez tous les glycosuriques qui ont de la fièvre. Cela est si vrai que, dès que l'élément fébrile a cessé, le sucre revient et augmente très rapidement. Deux fois Max Durand-Fardel a été témoin de cette particularité.

Le rhumatisme articulaire chronique d'emblée est fréquent chez les diabétiques confirmés. Il frappe d'ordinaire les petites jointures des mains et des pieds, les déforme, ne détermine que peu ou pas de phénomènes généraux et n'empêche pas la glycosurie de suivre son cours.

Les rapports de la lithiase biliaire avec le diabète, sans être aussi constants que les précédents, n'en sont pas moins nettement établis. Généralement c'est la lithiase biliaire qui constitue le premier échelon morbide, et après quelques années de souffrances, le diabète se déclare. Il est bon de faire observer que le plus ordinairement, les coliques hépatiques ont cessé ou tout au moins se sont amendées, lorsqu'on trouve du sucre dans les urines ; et à mesure que les symptômes diabétiques s'accentuent, les manifestations douloureuses de la lithiase biliaire s'atténuent ; le plus souvent même elles disparaissent radicalement. En effet, j'ai vu rarement des coliques hépatiques longues et violentes chez des diabétiques confirmés. Dans ces cas, ce n'est pas une simple correction à laquelle on a affaire, comme dans la goutte, mais à une véritable transformation.

L'obésité n'est considérée comme maladie que depuis quelques années seulement. Il a fallu bien des efforts et surtout les insistances de ceux qui en souffraient, pour décider les médecins à l'étudier. Non seulement l'obésité est une maladie, mais encore c'est une maladie qui peut en provoquer d'autres, ainsi que nous l'a montré M. Jardet.

La polysarcie a des affinités particulières avec le diabète, le mécanisme de leur production réciproque étant identique. Dans les statistiques les plus récentes, elle coïncide avec la glycosurie dans près de la moitié des cas. Peut-on regarder cette concomitance comme tout à fait fortuite ? ce n'est guère possible. Mais si pour d'autres états morbides l'obésité constitue une circonstance défavorable, il n'en est pas de même pour le diabète. Le diabétique est appelé à maigrir. S'il est obèse, il s'affaiblit moins vite, il résiste mieux.

En poussant un peu plus loin les recherches cliniques, on voit que ces rapports entre le diabète, la goutte, la gravelle, le rhumatisme, la lithiase biliaire et l'obésité, ne s'observent pas seulement sur l'individu malade ; les ascendants des diabétiques étaient, soit diabétiques eux-mêmes, soit goutteux ou rhumatisants, et leurs enfants sont graveleux ou obèses, quand ils ne sont pas en même temps glycosuriques.

Il ressort clairement des faits que nous avons observés nous-même, de ceux qui ont été signalés par Charcot et M. Bouchard, que les liens qui rattachent le diabète à la diathèse arthritique sont de la plus haute évidence. Ils prouvent surabondamment que le diabète, la goutte, la gravelle, le rhumatisme, la lithiase biliaire et l'obésité, appartiennent tous à la même famille morbide.

Le régime seul est le plus souvent impuissant à enrayer la marche du diabète ; on voit cependant, par la suppression des féculents et des substances sucrées, le mal rétrograder. Mais, au bout de quelque temps, les symptômes s'aggravent.

Il est facile de se rendre compte de cette particularité, lorsqu'on réfléchit qu'indépendamment de l'alimentation, il y a un organe susceptible de produire du sucre : le foie. Pour arrêter les progrès de l'affection, la faire rétrocéder, deux indications sont à remplir :

1º Trouver un agent qui détruise le sucre une fois qu'il est formé ;

2º Un remède qui empêche la formation de la glycose, en dehors de l'abstinence des matières amylacées et sucrées.

La première indication est facile à satisfaire : les exercices du corps, la gymnastique, les promenades, en activant la combustion respiratoire, amènent la destruction de la glycose contenue dans les liquides de l'économie. Quant à la seconde, elle est remplie par la médication alcaline et notamment par l'Eau de Vichy.

Rollo est le premier qui ait étudié sérieusement l'action des alcalins dans la glycosurie. Les préparations dont il se servait étaient l'eau de chaux et le sulfure de potasse ; voici, du reste, le résumé du régime qu'il faisait suivre à ses malades :

1º Déjeuner. — Un demi-litre d'eau de chaux et un litre et demi de lait mêlés ensemble, du pain et du beurre.

2º Dîner. — Des boudins composés de sang et de graisse, l'usage modéré des viandes faisandées et des graisses aussi rances que l'estomac pourra les supporter, telles que celles du porc.

3º Souper. — Mêmes substances qu'à déjeuner.

4º On donnera pour boisson journalière quatre grammes de sulfure de potasse dissous dans un demi-décalitre d'eau.

Il est clair, d'après ce qui précède, que Rollo avait entrevu les bienfaits des alcalins dans le diabète, sans cependant se rendre un compte exact de leur action thérapeutique.

Pendant de longues années, ce fut à peu près le seul traitement qu'on dirigea contre la glycosurie, et la science en était là, lorsque parurent, en 1848, les remarquables travaux de Bouchardat et de Mialhe.

Ce dernier préconisait les alcalins en vue de la théorie suivante : l'amidon introduit par les aliments se transforme en glycose sous l'influence de la salive et du suc pancréatique, puis pénètre dans le sang. Chez l'homme sain, la glycose arrivée dans le liquide sanguin se décompose en présence des alcalins contenus normalement dans les humeurs ; mais chez le diabétique, elle trouve un sang dépourvu d'alcalinité, elle reste intacte, devient un corps inutilisable, qui est expulsé par les urines. En administrant des alcalins, le sucre reprend sa marche naturelle, et il se transforme en acide carbonique et en eau.

C'est pour cela, du reste, que Mialhe prescrivait chaque jour 6 à 12 grammes de bicarbonate de soude, joints à l'eau de Vichy, aux repas. Les résultats obtenus furent excellents, bien que la théorie fût fausse.

M. Bouchardat a employé largement les alcalins, notamment l'eau de chaux et le bitartrate de soude, contre la glycosurie. Il en a retiré de bons effets. Ceci s'explique très bien, dit-il, par l'action retardatrice de la chaux : la dissolution des féculents s'opère plus lentement, l'estomac se vide moins rapidement et l'état maladif décroît.

Des théories de Bouchardat et de Mialhe nous rapprocherons celle de Trousseau, qui s'en éloigne un peu cependant : « Lorsque le diabète n'est pas arrivé à un degré très avancé, l'usage des alcalins, et notamment du bicarbonate de soude et de la magnésie, empêche d'une façon presque certaine la transformation saccharine, ou tout au moins permet que le sucre soit assimilé et décomposé dans le torrent circulatoire, de manière à n'être plus rendu par les urines, et en même temps nous voyons la soif diminuer, les sueurs et les forces reparaître ; et, aujourd'hui, grâce à cette médication, on compte des cas assez nombreux de guérison plus ou moins complète, d'une maladie que l'on considérait naguère comme au-dessus des ressources de l'art. » Ainsi donc, pour Trousseau, les alcalins sont appelés à jouer un double rôle dans la cure du diabète : empêcher la formation du sucre,

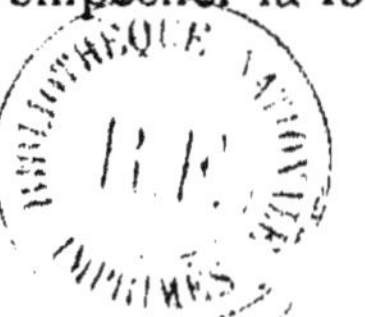

favoriser l'assimilation et la destruction de la glycose accumulée dans l'économie.

Malgré tout ce qui a été dit sur ce sujet, l'action des alcalins dans le diabète n'est pas admise par tout le monde. Il suffit, pour s'en rendre compte, de jeter un coup d'œil sur l'article « Alcalins » du *Dictionnaire* de Jaccoud, dont l'auteur est M. Hirtz. Nous allons en citer les conclusions, elles en valent la peine :

« Lorsque les ingénieuses théories de Bouchardat et de Mialhe, sur la production du diabète, émurent le monde médical, lorsqu'on crut trouver dans une alcalinité insuffisante, soit des sucs digestifs, soit du sang lui-même, le secret de la glycosurie, on ouvrit à deux battants, à la médication sodique, la thérapeutique du diabète ; et l'on voit par quelles trompeuses promesses les thermes alcalins firent un appel pompeux à tous les diabétiques. Les immortels travaux de Cl. Bernard et de Schiff démontrèrent péremptoirement l'insanité de cette théorie et de ses espérances. On sait, aujourd'hui, que l'intervention des alcalins n'a pas la moindre influence sur la production du sucre que le foie sécrète de toute pièce, et ce que la physiologie avance ici, la thérapeutique usuelle le prouve chaque jour. Ni les thermes alcalins, ni l'usage continu du carbonate de soude, ne modifient la glycosurie ; le régime hygiénique seul la modifie momentanément. Nous pourrions citer nos propres observations à cet égard ; nous préférons rappeler un travail sorti de la clinique de Tubingue, sous la direction de Griesinger, où la médication alcaline, essayée avec le régime classique et le régime féculent, a donné pour conclusion l'absence totale d'influence thérapeutique du bicarbonate de soude. Il est difficile d'asseoir une conclusion sur un travail plus exact. »

Nous ajouterons qu'il serait difficile d'écrire plus d'erreurs en si peu de phrases.

Il est certain que, dans quelques cas, fort rares d'ailleurs, les alcalins, sans avoir d'influence nocive, échouent complètement ; mais est-ce à dire pour cela qu'ils échouent ordinairement ? Ne voit-on pas, à chaque instant, des médicaments dont la spécificité ne saurait être niée, tels que le sulfate de quinine et le mercure, ne pouvoir enrayer les maladies contre lesquelles on les emploie ?

Max Durand-Fardel s'exprime autrement. Voici ce qu'il dit dans son *Traité du Diabète* :

« Les Eaux de Vichy agissent dans le traitement du diabète, suivant une direction curative. On peut assigner à une médication un sens curatif, lorsqu'en dehors du traitement diététique et des autres moyens appropriés, elle détermine non seulement l'amoindrissement ou la disparition des symptômes du diabète, mais encore l'amoindrissement et la disparition de la glycosurie, et cela sinon d'une manière constante, ce qui ne saurait être exigé en thérapeutique, du moins d'une manière habituelle.

« J'ai dressé le tableau de soixante et onze cas de diabète, datant tous de plusieurs mois, et dans lesquels la quantité de sucre a été déterminée au commencement et à la fin, ou dans le cours du traitement thermal.

« Dans quatorze cas le sucre disparut complètement, sous l'influence du traitement thermal. Ils étaient, pour la plupart, assez récents, car dans neuf d'entre eux la maladie ne datait que d'un à dix mois. Mais, dans quatre autres, elle remontait à plusieurs années. Elle était également ancienne dans les cinq cas où il ne restait que des traces de sucre. Dans sept autres cas, où le sucre ne dépassait pas un gramme à la fin du traitement, si la maladie ne datait que de trois mois dans l'un d'eux, elle remontait à plusieurs années dans trois autres ; son début est demeuré indéterminé dans les trois restant. » Plus loin, il est encore plus démonstratif : « L'abaissement du sucre est généralement considérable. Dans trente-neuf cas, la proportion du sucre restant était nulle ou n'atteignait pas le quart de celle du début ; dans cinq cas, elle était à peu près égale au quart ; dans sept cas, au tiers ; dans huit cas, à la moitié ; dans huit cas seulement, elle n'atteignait pas celle-ci. Enfin, la proportion du sucre est restée la même deux fois, et a légèrement augmenté deux fois.

« Les résultats obtenus sont donc bien le fait du traitement thermal lui-même, d'autant plus que ces malades suivaient à Vichy un régime moins strict que celui auquel ils avaient pu se soumettre chez eux, la vie d'hôtel ne se prêtant pas suffisamment aux exigences de la diététique diabétique. »

Quel est donc le rôle que jouent les alcalins dans cette décroissance et dans cette disparition de la glycose urinaire ? Favorisent-ils la transformation en eau et en acide carbonique du sucre déjà formé et contenu dans le sang, ou bien empêchent-ils, au contraire, la transformation de ce sucre ? Nous allons examiner successivement ces deux hypothèses.

Pour arriver à des résultats concluants, on a été obligé de recourir à la chimie et aux expériences sur les animaux. C'est à Poggiale, Lehmann et Cl. Bernard, que l'on doit les recherches les plus approfondies sur cette importante question. Citons leurs conclusions : « Nous avons démontré qu'en injectant, dans la veine jugulaire d'un lapin, une solution de sucre et de bicarbonate de soude, on retrouve dans les urines autant de sucre que quand l'injection se fait avec une injection sucrée seulement.

« Enfin, nous avons observé que les carbonates alcalins n'agissent pas sur la glycose au-dessous de $95°$, et qu'à cette température, elle éprouve si lentement les métamorphoses qui la convertissent en eau et en acide carbonique, qu'on trouve encore beaucoup de sucre si on prolonge l'ébullition. La potasse et la soude caustiques, elles-mêmes, ne détruisent le sucre qu'à une température élevée. »

Il y a quelques années, nous avons repris ces expériences avec M. Bretet, pharmacien à Vichy. Nous avons mis en contact de la glycose et du bicarbonate de soude, à des températures différentes, comprises entre 15° et 60°, à l'abri de l'air, ou non. Les résultats auxquels nous sommes arrivés n'ont fait que confirmer les connaissances déjà acquises : les alcalins n'ont aucune action évidente sur la glycose, ils ne la détruisent point, ils ne la convertissent ni en eau ni en acide carbonique.

Ces sels empêcheraient-ils donc la formation du sucre dans l'économie, en amoindrissant les propriétés saccharifiantes de la salive et du suc pancréatique sur les matières amylacées ? C'est ce que nous allons établir. Frémy, en arrosant un arbre avec une solution alcaline, a constaté qu'il ne donnait plus de fruits sucrés. D'après Martin-Damourette, la vigne fournit un raisin à peu près privé de sucre, si on l'arrose avec une solution alcaline.

Aux expériences exécutées sur les végétaux, ont succédé les expériences sur l'homme et sur les animaux. Pavy, en 1869, remarqua qu'en mettant au contact de la salive une substance amylacée et une solution de potasse, la transformation glycosique ne se faisait plus. Après avoir obtenu ce premier résultat expérimental, il chercha à déterminer si les alcalins, qui rendent inerte la diastase salivaire, ont la même action sur la matière glycogène. Il injecta une solution concentrée de potasse dans la veine Porte d'un chien ; aussitôt après la mort, l'analyse du foie démontra qu'il n'y avait pas de glycose produite. Mais si, au lieu de faire l'expérience de suite après la mort, on attend quelques instants, le sucre se produit et l'injection de potasse dans la veine Porte prouve que cette solution est sans action sur le sucre formé ; c'est donc sur le glycogène qu'elle agit. Elle empêche la formation du sucre, mais ne le détruit pas.

Le carbonate de soude possède la même propriété que la

potasse : il empêche la formation du sucre. Voici l'expérience que Pavy a exécutée pour le prouver. Il serra par une ligature quelques lobules du foie qui furent ainsi séparés du reste de la circulation hépatique ; il injecta une solution de bicarbonate de soude dans la veine Porte ; les parties dans lesquelles l'injection pénétra ne contenaient pas de sucre ; les lobules séparés par la ligature contenaient du sucre. En résumé, pour Pavy, les alcalins empêchent la formation du sucre.

Les expériences auxquelles nous nous sommes livrés, M. Bretet et moi, nous ont amenés à partager entièrement cette dernière manière de voir. Elles ont porté sur la salive humaine et sur le suc pancréatique, c'est-à-dire sur les deux agents de la digestion des matières féculentes.

Nous croyons inutile d'entrer dans les détails des expériences que nous avons exécutées avec la salive ; nous dirons seulement que toutes ont été faites en opérant comparativement sur des quantités égales d'amidon sec, de salive et d'eau. L'un des flacons contenait seulement ces trois substances ; au second on ajouta du bicarbonate de soude. Les flacons étaient placés dans une étuve chauffée à 40°, remontés et agités fréquemment. Après un séjour plus ou moins prolongé, mais égal pour chacun des essais comparatifs, les liquides étaient filtrés et dans chacun d'eux le sucre dosé à l'aide de la liqueur de Fehling.

Les résultats que nous avons obtenus ont été des plus nets. Dans le flacon qui ne renfermait que de l'amidon, de la salive et de l'eau, nous avons trouvé de notables quantités de sucre, tandis que dans le second flacon, où nous avions ajouté du bicarbonate de soude, il y en avait des quantités beaucoup moindres.

Lorsqu'au lieu d'employer le bicarbonate de soude, nous l'avons remplacé par une solution concentrée de potasse, à la dose de quelques gouttes seulement, la différence a été bien plus sensible encore. Les liquides alcalins renfermaient alors si peu de sucre, qu'un dosage rigoureux était presque impossible, et nous avons dû nous borner à constater la présence de la glycose qui, du reste, n'a jamais fait défaut.

Nos essais sur le suc pancréatique des animaux, l'amidon et le bicarbonate de soude ont été tout aussi concluants, de telle sorte que, pour M. Bretet et pour moi, les alcalins sont sans action sur la glycose déjà formée. Ils interviennent dans la production de la glycose urinaire en diminuant le pouvoir saccharifiant des liquides diastasiques. Le bicarbonate de soude agit non seulement sur la diastase salivaire, mais aussi sur le sucre pancréatique.

Après cette longue mais indispensable digression, arrivons maintenant à la cure du diabète par les Eaux de Vichy.

Avant de se soumettre au traitement alcalin, les malades suivent, depuis des mois et même des années, un régime approprié à leur état : abstinence absolue d'aliments féculents et sucrés, pain de gluten aux repas, etc. Ils observent, il est vrai, cette règle de conduite avec plus ou moins de sévérité ; cependant, cette sélection nutritive est suffisante pour amener une décroissance rapide dans les déperditions glycosiques. Mais, quoi qu'en dise Bouchardat, cette abstinence, bien qu'elle soit rigoureusement prolongée, ne peut faire disparaître le sucre urinaire, ni l'empêcher de revenir.

Loin de nous cependant la pensée de préconiser l'absence de régime dans le diabète. Nous croyons, au contraire, qu'il n'est aucune affection chronique où il ne s'impose plus impérieusement que dans celle-ci ; nous ajouterons même que non seulement il doit être observé strictement à domicile, mais encore pendant toute la durée du traitement thermal. Le régime que nous conseillons diffère peu de celui de Bouchardat. Nous allons le décrire sommairement : cinquante ou soixante grammes de pain recuit à chaque repas au lieu de pain de gluten, parce qu'au bout d'un certain temps le malade s'en dégoûte, ou bien il est obligé de l'abandonner à cause des douleurs d'estomac qu'il provoque. Lorsque l'urine du malade renferme de fortes doses de sucre, et que pour des raisons particulières il est nécessaire de les faire diminuer rapidement, je remplace le pain recuit par du pain de Calondre ou de Fougeron, qui est fabriqué avec des œufs et des amandes et quelques autres principes alimentaires non amylacés. J'exclus de l'alimentation les pâtisseries, les féculents y compris les pommes de terre, les mets sucrés, les entremets, les sauces, les fruits, à l'exception des noix, noisettes et amandes, les vins sucrés ou mousseux. Je recommande en outre de s'abstenir en dehors des repas de sirops, limonade, bière et liqueurs quelles qu'elles soient. Le cognac n'est pas, à proprement parler, très nuisible ; néanmoins, je ne l'autorise que dans des cas restreints et à titre temporaire, à cause de ses effets pernicieux sur le foie et les reins.

Depuis vingt-cinq ans environ, certains médecins ont substitué les pommes de terre au pain ordinaire ; je ne vois aucun inconvénient à cette substitution, pourvu que les proportions soient approximativement équivalentes. Toutefois je dois déclarer que je ne favorise guère cette modification parce qu'alors les malades, au lieu de manger du pain *ou* des pommes de terre, absorbent volontiers du pain *et* des pommes de terre, quelquefois ensemble, le plus souvent l'un après l'autre.

Il y a une dizaine d'années, on a traité le diabète en nourrissant les malades exclusivement avec des pommes de terre ; j'ai employé maintes fois ce régime spécial, soit pendant, soit après la cure thermale. Deux fois j'ai vu le sucre disparaître entièrement de l'urine ; dans tous les autres cas, tantôt il resta stationnaire, tantôt il augmenta dans de sensibles proportions.

Y a-t-il une formule thermale unique dans le diabète

sucré ? Comme il n'y a pas dix individus qui présentent les mêmes phénomènes pathologiques, durant tout le cours de leur glycosurie, que souvent chez un malade déterminé les symptômes qu'il présente changent d'une année à l'autre sans qu'il soit possible d'en saisir la cause, il est difficile d'assigner une règle thérapeutique applicable à tous les cas.

Dans les diabètes simples, l'usage de l'Eau de Vichy en boisson, combinée au régime spécial, suffit le plus souvent pour répondre à toutes les indications. Ce sont les sources de la Grande-Grille et des Célestins qui sont conseillées de préférence ; quant aux doses, si elles ne doivent pas être excessives, ce qui pourrait provoquer des accidents, elles ne doivent pas non plus être trop faibles, parce qu'alors l'action médicamenteuse serait inefficace ; elles doivent être élevées si on veut obtenir une réduction certaine et rapide du sucre. Lorsqu'il oscille entre cinq et vingt-cinq grammes par jour, comme dans le diabète faible, cinq ou six cents grammes d'eau minérale par jour suffiront amplement ; s'il varie entre vingt-cinq et cinquante grammes, huit à neuf cents grammes seront nécessaires ; au delà de cinquante à soixante grammes, il ne faudra pas craindre de porter les doses à douze ou quinze cents grammes et même davantage. *Au reste, toutes choses égales d'ailleurs, elles seront d'autant plus fortes, que l'affection sera plus ancienne, que les symptômes seront plus tranchés, et que le pourcentage du sucre urinaire sera plus élevé.*

On a discuté longtemps et on discute encore aujourd'hui pour savoir si l'hydrothérapie est préférable au bain minéral, ou si, au contraire, elle doit lui céder le pas. Ce problème ne comporte pas de solution à cause des complications diverses qui se trouvent constamment dans le cours de la glycosurie confirmée. Dans les cas graves, conjointement à l'eau minérale en boisson, je prescris les douches froides, le massage. Ces quelques accessoires suffisent le plus souvent pour relever l'organisme et le rendre moins vulnérable. Toutefois, dans le diabète albumineux, je remplace la douche froide par la douche tempérée, parce que j'ai remarqué que les applications extérieures d'eau froide augmentaient plutôt qu'elles n'atténuaient l'hyperémie rénale.

Sous l'influence du régime et des Eaux de Vichy combinés, on constate très rapidement des changements avantageux du côté de l'urination. Tout d'abord elle est moins abondante ; de deux litres et demi à quatre litres elle tombe vite à deux litres et même se rapproche encore plus sensiblement de la normale. Ses qualités physiques et chimiques se modifient ainsi que sa quantité. Chaque jour l'acidité s'accuse de moins en moins ; de claire et aqueuse elle passe au jaune orangé. A mesure que le mieux s'établit, cette coloration ne fait que s'accentuer ; quant au sucre, il diminue : c'est la règle ; sa disparition complète ou son augmentation ne sont que l'exception. Sur cent quatre-vingt-neuf malades dont j'ai fait analyser soigneusement les urines à l'arrivée et au départ, voici les résultats que j'ai obtenus : diminution plus ou moins grande de glycose, cent cinquante fois ; disparition absolue, dix ; augmentation légère, vingt-sept ; état stationnaire, deux. Cette statistique est assez éloquente par elle-même pour que je me dispense d'en défendre les chiffres. Néanmoins, il me paraît de toute justice d'y joindre quelques réflexions.

Le diabétique qui se rend à Vichy pour la première fois, y arrive généralement un peu déconcerté, parce qu'il a épuisé en vain toute la série des remèdes plus ou moins spécifiques. Dès les premiers jours de sa cure il s'aperçoit aisément que son sucre est en décroissance, il reprend alors courage, et, à la fin de son traitement, lorsqu'il apprend par l'analyse chimique qu'il a diminué dans des proportions considérables, il repart joyeux. Cet état se maintient environ sept ou huit mois, puis le sucre remonte, mais il s'en étonne moins et il revient l'été suivant avec assurance, persuadé que son sucre ne tardera pas à descendre, ainsi que cela s'était produit l'année précédente. Il se trompe en partie ; le sucre baisse, il est vrai, dans des proportions appréciables, mais moins que lors de sa première cure. Il en est de même pour les troisième et quatrième, ainsi que les subséquentes, de telle sorte qu'après les septième et huitième cures, le sucre de l'arrivée et celui du départ se trouvent à peu près au même taux, bien qu'on ait eu la sage précaution d'augmenter sensiblement les doses d'eau minérale en boisson, afin d'atténuer les effets de l'accoutumance. Il y a pourtant de nombreuses exceptions à cette règle. Je vois, en effet, chaque été, des diabétiques qui fréquentent Vichy depuis quinze ou vingt ans, et qui arrivent avec de fortes doses de sucre, et sont assez heureux de s'en débarrasser presque complètement après un séjour de trois semaines.

Ces cas favorables ne doivent pas nous faire départir de la règle que nous avons posée plus haut, car les Eaux minérales alcalines sont des médicaments, et à ce titre sont soumises aux lois inéluctables de l'accoutumance. Aussi lorsqu'on s'aperçoit, après la cinquième ou sixième cure, que la médication vichyssoise est stérile, il faut engager les malades à se rendre sur les bords de la mer ou à la Bourboule, pendant deux ou trois étés consécutifs et à revenir ensuite à notre station. S'ils suivent fidèlement ce conseil, ils seront les premiers à s'apercevoir qu'après cette longue interruption nos Eaux auront recouvré leur puissance et leur activité primitives.

Avec la diminution ou la disparition totale du sucre, les symptômes généraux du diabète s'effacent. Dès le quatrième et le cinquième jour, la soif et la sécheresse de la bouche sont déjà moins pénibles.

L'appétit, lorsqu'il est désordonné, se régularise ; toutefois, cette amélioration ne se fait guère sentir qu'à la fin de la première semaine. Par contre, les diabétiques qui se plaignent d'anorexie, de flatuosités, de borborygmes, de tendance au sommeil après le repas, reprennent très vite un excellent appétit, la digestion s'améliore. En somme, dans un cas comme dans l'autre, la médication alcaline tend à rétablir, dans leur intégrité, les fonctions de l'estomac et des intestins. Dès ce moment les forces reprennent et l'amaigrissement progressif s'arrête.

Tout le monde sait que, dans le diabète, l'amaigrissement atteint parfois des proportions excessives. J'ai vu des malades perdre, en quelques mois, 15 et 20 kilog., et devenir absolument méconnaissables. Dès qu'ils étaient soumis au traitement de Vichy, non seulement ils ne maigrissaient plus, mais encore ils engraissaient si bien qu'ils avaient repris plusieurs kilog. après leur cure, et dans le cas où ils continuaient la médication rationnelle à domicile, avec persévérance, ils recouvraient très vite ce qu'ils avaient perdu.

Pas plus que les troubles fonctionnels et physiques que nous venons de passer en revue, la sécheresse de la peau ne résiste à l'emploi méthodique des alcalins. En quelques jours cet organe reprend sa souplesse ordinaire, et ce sentiment spécial que la main éprouve, lorsqu'elle est en contact avec les téguments, se dissipe assez promptement. Exceptionnellement j'ai dû recourir aux injections sous-cutanées de chlorhydrate de pilocarpine pour ramener la sueur. Quant à l'anaphrodisie, elle résiste parfois avec une opiniâtreté désespérante ; il faut plusieurs années de traitement pour ramener les érections au point où elles en étaient au moment de l'apparition du diabète, quelquefois même on ne réussit pas à les rappeler. Le phimosis est moins tenace, la balnéation suffit le plus souvent pour le faire disparaître. Il en est de même du prurit génital, il cesse avec les autres phénomènes morbides.

A mesure que la glycosurie et la polyurie diminuent, l'amblyopie tend à décroître. Ceux qui, peu auparavant, ne pouvaient distinguer les objets à de faibles distances, arrivent en quelques jours à apercevoir et à reconnaître les personnes de leur entourage. C'est ainsi que se passent les choses lorsque les lésions du fond de l'œil se bornent à des troubles circulatoires ou fonctionnels, sans altération grave dans la texture de la papille. Mais quand ce dernier organe est le siège d'hémorrhagie, de dégénérescence granulo-graisseuse, les alcalins ne sont pas susceptibles de rétablir les fonctions visuelles.

Même à son début la rétinite glycosurique est toujours une complication redoutable. A l'inverse des autres manifestations diabétiques, elle n'est guère impressionnée par le traitement alcalin, et j'ajouterai même par aucune autre médication. Elle subit, il est vrai, des temps d'arrêt, mais on les observe également dans les autres variétés de rétinite ; puis elle reprend à pas lents son cours et conduit fatalement à la cécité dans un laps de temps indéterminé.

Il en est à peu près de même pour les cataractes molles, diabétiques. Les Eaux de Vichy ne parviennent point à enrayer leur marche, mais en ramenant à un état satisfaisant les fonctions générales de l'économie, en arrêtant le progrès de la désassimilation, en atténuant les éliminations glycosiques, elles permettent à la chirurgie d'intervenir efficacement. Avant d'opérer, les oculistes sont en effet d'avis d'attendre que les phénomènes de consomption aient cessé, que les forces aient repris, que le sucre ait diminué. Or, pour obtenir ce résultat, il n'y a que la médication alcaline, appuyée sur le régime, qui en soit capable ; son action curative dans les cataractes, tout en étant indirecte, n'en est pas moins salutaire.

Il y a quelques années, on prétendait que l'urée n'existait qu'en faible quantité dans le diabète. Cette opinion provenait sans nul doute de ce qu'on ne tenait pas assez compte du poids de l'urine émise dans les vingt-quatre heures. Un peu plus tard une opinion inverse se produisit : tous les diabétiques étaient regardés comme azoturiques, parce que probablement les analyses avaient porté sur des individus cachectiques.

Il y a évidemment exagération de part et d'autre. Les statistiques sur lesquelles on s'est appuyé pour avancer ces opinions ne sont pas concluantes, parce qu'on ne note pas l'âge du sujet, son état d'embonpoint ou de maigreur, la période morbide dans laquelle il se trouve. Sur cent dix-sept cas, j'ai trouvé l'urée normale ou légèrement au-dessous de la normale soixante-six fois, tandis qu'il y avait azoturie cinquante et une fois.

La présence de l'urée en abondance dans les urines diabétiques a, le plus souvent, une signification grave. Elle coïncide, en effet, avec une soif exagérée, une polyurie considérable, un amaigrissement et un affaiblissement énormes.

Le traitement de Vichy a-t-il une action évidente sur sur cette complication ? Sur cent dix malades, cinquante-neuf fois il y eut diminution du taux de l'urée, quarante-sept fois augmentation, et chez quatre d'entre eux, on trouva la même quantité au départ qu'à l'arrivée. Quarante fois, sur cinquante-neuf, cette diminution porta sur des malades ayant de l'urée en excès, et onze fois seulement, sur quarante-sept, l'élévation du chiffre de l'urée eut lieu chez des azoturiques. De telle sorte que le traitement alcalin a pour effet d'amoindrir cette élimination exagérée des matières extractives, et de les amener à un taux à peu près normal ; comme conséquence de cette action thérapeutique, la plupart des symptômes que nous avons énumérés plus haut suivent une marche rétrograde.

La présence en excès des phosphates dans les urines de nos diabétiques, coïncide le plus habituellement avec de larges éliminations glycosiques ; mais parfois aussi on observe une phosphaturie évidente, alors que le taux du sucre n'est pas très élevé.

La phosphaturie est le résultat d'une désassimilation importante, elle a donc une signification grave. Toutes les catégories de diabète y sont exposées, cependant c'est dans le diabète maigre que ce phénomène pathologique acquiert sa plus haute intensité et sa plus grande fréquence.

L'excès de l'acide phosphorique n'est pas rare ; sur cent quatorze malades, quarante-deux fois cet acide dépassa 3 gr. 50 par jour.

Quelle influence l'Eau de Vichy exerce-t-elle sur cette élimination ?

La plupart de ces quarante-deux malades ne sont venus qu'une seule fois à nos thermes ; quelques-uns cependant les ont fréquentés, deux, trois et même quatre fois. Ils ont donné lieu à cinquante-six analyses à l'arrivée et au départ. Toutes ces analyses ont été exécutées par le même chimiste, M. Bretet. Voici les résultats obtenus : trente fois l'acide phosphorique augmenta ; vingt-quatre fois il diminua, et deux fois il resta stationnaire.

Sur soixante-neuf malades dont l'acide phosphorique éliminé était au-dessous de 3 gr. 50 par vingt-quatre heures, trente-neuf fois il y eut augmentation, vingt-neuf fois diminution et une fois état stationnaire. Comme les précédents, quelques-uns d'entre eux étaient venus à Vichy à plusieurs reprises. Je n'ai jamais remarqué que ces variations en plus ou en moins eussent un rapport quelconque avec les déperditions glycosiques.

La conclusion logique à tirer de tous ces faits est que l'Eau alcaline de Vichy n'a aucune influence marquée sur la phosphaturie diabétique.

La présence de l'albumine dans les urines de nos glycosuriques n'est pas toujours l'indice d'une néphrite, car souvent on constate l'absence de cylindres. M. Bouchard attache une grande importance à la rétraction du coagulum dans l'albuminurie diabétique. D'après lui, cette rétraction ne s'observe que dans le cas où la glycosurie se complique de maladie de Bright. J'ai cherché à maintes reprises à me rendre compte de cette particularité, mais rarement il m'a été permis de la constater.

Quand l'albuminurie est transitoire, elle n'a pas de valeur séméiologique ; si elle devient persistante, si elle s'accentue, elle peut devenir le point de départ de désordres sérieux.

Cette complication est-elle modifiée par la médication alcaline ? Selon Max Durand-Fardel, Vichy serait sans effet sur elle. Il n'a jamais remarqué que l'albumine fût influencée d'une façon quelconque par le traitement thermal ; dans tous les cas observés par lui, elle persistait au même degré malgré la diminution ou la disparition du sucre. M. Coignard a été plus heureux ; sur sept cas qu'il a observés, quatre fois il y a eu disparition complète, deux fois diminution notable, et une fois augmentation à peine appréciable. Dans cent cinq analyses qui m'ont été fournies par M. Bretet, nous trouvons cinquante-quatre fois diminution ou disparition complète, vingt-quatre fois état stationnaire, et vingt-sept fois seulement augmentation.

Bien que sous l'influence du traitement alcalin, le taux de l'albumine semble baisser dans une proportion considérable, ce n'est pas un critérium suffisant pour se croire à l'abri de tous accidents. Il y a un autre élément dont il faut tenir compte : c'est l'urée.

Le diabète albumineux est la forme morbide où la diététique est la plus difficile à appliquer. Si on prescrit le régime de Bouchardat dans toute sa rigueur, avec du vin pur et de la viande rouge ou blanche à tous les repas, le sucre diminuera, mais aussi l'albumine montera ; si au contraire on recommande le régime lacté exclusif, l'albumine baissera, mais le malade s'affaiblira et le sucre augmentera. Afin de remédier à ce double inconvénient, on formulera un régime mixte consistant en potages maigres, viandes blanches, légumes frais en abondance, poisson de rivière, laitage, de l'eau comme boisson de table, et aucune liqueur après les repas.

En 1880, nous écrivions que dans le diabète maigre pancréatique les alcalins échouaient habituellement, et que quoi qu'on fît on ne réussissait pas à modérer les déperditions glycosiques et azotées, à calmer la soif ni à relever les forces. Cette assertion, exacte dans son ensemble, est sujette cependant à quelques réserves. En tout cas, il y a au moins des distinctions à établir.

Bien que le malade soit affaibli, amaigri, fortement polyurique et que la glycose urinaire soit très abondante, le traitement de Vichy donne parfois de bons résultats. Sous l'influence de nos Eaux, l'urine subit les changements les plus favorables, au point de vue de l'abaissement du taux du sucre, et les autres symptômes qui en dérivent paraissent avantageusement influencés. Le malade engraisse, reprend un peu de vigueur, la polydipsie et la polyurie s'apaisent. Toutefois, en ce qui concerne la soif, il m'est arrivé assez souvent d'observer que les Eaux de Vichy étaient impuissantes à la calmer, à la rendre supportable ; j'ai dû recourir alors aux injections sous-cutanées d'ergotinine. Elles m'ont rendu le plus grand service dans bon nombre de cas et n'ont jamais donné lieu à des accidents locaux ou généraux qui méritent d'être signalés.

L'amélioration du diabétique maigre, tout en étant indiscutable, offre moins de durée, de persistance que celle du diabétique gras. On peut enrayer pour un certain temps l'hyperglycémie, mais très vite elle reparaît avec son cortège symptomatique ordinaire.

Il existe une autre catégorie de diabète maigre contre laquelle l'Eau de Vichy n'a aucune action évidente. Chez certains glycosuriques usés, l'analyse chimique décèle, outre une énorme quantité de sucre, la présence d'un corps particulier que M. Mallat et moi avons déclaré être du sulfocyanure de potassium. Ce corps, qu'on disait être de l'acétone, est surtout abondant dans les urines des individus succombant au coma diabétique, mais on le rencontre néanmoins chez ceux dont l'état d'émaciation et de décrépitude est très avancé. Sa présence a donc constamment une signification grave, puisque c'est l'indice d'un commencement de cachexie.

L'acétone s'observe dans les urines normales et dans beaucoup d'urines pathologiques, provenant d'affections très diverses comme symptômes, et très éloignées entre elles comme siège. Ce n'est donc, le plus souvent, qu'une simple curiosité scientifique. Dans le diabète, ce corps n'est pas plus abondant que dans certaines formes de dyspepsies, et si plusieurs glycémiques comateux exhalent une odeur d'éther, on ne peut en conclure qu'il existe une relation de cause à effet, entre l'acétone que renferme leur économie et les troubles cérébraux qu'ils présentent. D'autre part, cette substance fait défaut dans beaucoup de cas de coma, sans que pour ce motif les accidents offrent une marche plus lente, ou une terminaison plus favorable. Quant au sulfocyanure, il ne manque jamais. Il est vrai que son taux n'est pas habituellement en raison directe des quantités de sucre révélées par l'analyse chimique. Néanmoins, cette présence aussi constante dans l'urine des gens atteints de coma diabétique a une valeur séméiotique indiscutable.

Jamais M. Mallat et moi nous n'avons vu ce sulfocyanure

chez les diabétiques gras, lors même que leur affection remontât à une époque très reculée, tandis que chez les diabétiques maigres on le trouve souvent, quand même la glycosurie est de date récente. Voici comment on s'assure de sa présence. En versant une ou deux gouttes de perchlorure de fer dans un tube contenant quelques centimètres cubes d'urine, il se produit, s'il y a du sulfocyanure de potassium, un précipité gris-blanchâtre qui disparaît si on ajoute un léger excès de perchlorure. Le liquide prend alors une belle coloration rouge-brun. Par ce procédé, on obtient dans les urines normales la première partie de cette réaction, mais jamais la seconde qui est caractéristique. En effet, si dans ce second cas on ajoute un léger excès de réactif le précipité se dissout entièrement, mais le liquide prend la coloration jaune du perchlorure.

Nous n'avons jamais vu, M. Mallat et moi, la cure de Vichy produire des résultats satisfaisants chez les diabétiques dont les urines contenaient du sulfocyanure. Les éliminations glycosiques, qui sont toujours dans ces cas excessives, ne subissent qu'un très léger abaissement quand elles n'augmentent pas, l'amaigrissement continue, la soif et la polyurie sont toujours considérables ; quant au sulfocyanure, sa présence est aussi accusée au départ qu'à l'arrivée. Jusqu'ici, aucune médication hydro-minérale ou autre n'a pu améliorer cette catégorie de diabétiques qui, généralement, succombent à bref délai.

Parmi les complications du diabète, il en est de fréquentes, comme les hyperémies du foie, la phtisie, les phlegmasies sous-cutanées, l'anthrax ; de rares, comme les névralgies, les gangrènes ; d'accidentelles, les plaies sont de ce nombre.

A quoi attribuer *les Congestions du Foie* que l'on observe à chaque instant dans le cours du diabète ? Les causes en sont multiples ; cependant, si le cœur est sain, si le sujet n'est ni paludique, ni saturnin, on doit accuser le régime auquel il est astreint. Dans une de ses communications à l'Académie de Médecine, Lecorché n'hésita pas à imputer à l'abus des vins généreux, des liqueurs et de la bonne chair les engorgements du foie des glycosuriques. Cette opinion est entièrement conforme à la réalité des faits. .

Afin de remédier à cet état, la première indication à remplir sera donc de prescrire un régime mixte où prédomineront les légumes et de supprimer les spiritueux. Cette modification dans la manière de vivre du malade sera tout à fait insuffisante, si en même temps on ne l'oblige pas à suivre un traitement alcalin.

Ici, plus que dans les autres catégories de congestions du foie, l'intervention thermale doit être active ; car, pour peu qu'on les néglige, elles amènent rapidement la cirrhose atrophique. J'ai remarqué, en outre, que tant que persiste l'engorgement, les déperditions glycosiques journalières sont élevées, malgré tout ce qu'on peut faire. Il semblerait qu'il entretient le mal diabétique et le rend réfractaire à toutes les médications.

Ces engorgements acquièrent parfois des dimensions énormes. J'ai vu, chez certains diabétiques, le foie dépasser de plusieurs travers de doigt les fausses côtes, déterminer de la gêne respiratoire et des désordres gastro-intestinaux inquiétants. Dans les cas de ce genre, c'est contre la congestion hépatique que je dirige tous mes efforts. Je prescris le lait, des végétaux, peu de viande, et de fortes doses d'Eau minérale. Dans ces cas spéciaux, il ne faut pas craindre d'aller trop loin ; car si on veut obtenir un effet durable, il faut dépasser de beaucoup les doses habituelles. Les diabétiques supportent en général parfaitement les Eaux minérales, il faut profiter de cet heureux privilège.

Le bain minéral ne m'a jamais donné que des résultats

négatifs ou incomplets ; je l'ai depuis longtemps abandonné. Je lui préfère de beaucoup la douche froide qui, lorsqu'elle est administrée par une main exercée, contribue puissamment à la rétrocession de l'organe. C'est dans les cas de ce genre que Fleury a enregistré ses plus beaux succès.

A plusieurs reprises déjà nous nous sommes expliqué sur l'opportunité et les indications du traitement thermal dans la phtisie diabétique. Nous ne reviendrons pas sur ce sujet.

Le phlegmon et l'angioleucite aigus sont des complications sérieuses et fréquentes du diabète. L'un et l'autre ont une tendance marquée à la suppuration ; leur durée est toujours longue. Constamment ils provoquent de la réaction fébrile.

Contrairement à ce qui se passe dans les autres états inflammatoires, les Eaux de Vichy provoquent une amélioration sensible dans un laps de temps relativement très court. La rougeur, le gonflement, la chaleur vont chaque jour en diminuant et au bout d'une ou deux semaines, les accidents aigus sont dissipés. C'est en particulier à la balnéation qu'il faut imputer ces guérisons rapides.

Voici comment je traite tous les phlegmons et angioleucites aigus des membres s'ils ne sont pas trop étendus. Concurremment avec l'Eau de Vichy à l'intérieur, j'emploie les grands bains minéraux soit locaux, soit généraux, selon les indications morbides. Il m'arrive parfois d'en ordonner deux par jour ; jusqu'ici je n'ai eu qu'à me louer de cette pratique. Si le phlegmon vient à s'abcéder, s'il y a déjà de la suppuration sur le trajet des lymphatiques, cette suppuration ne tarde pas à se tarir. Il se forme alors des bourgeons charnus et la cicatrisation s'opère rapidement. S'il n'y a pas encore de pus formé, la zone inflammatoire au lieu de s'agrandir, se rétrécit chaque jour, et la phlegmasie marche très vite vers la résolution. Ce que je fais dans les phlegmons et les angioleucites, je le fais également dans les onyxis et les panaris, et toujours avec le même succès.

Peu de glycosuriques échappent au furoncle et à l'anthrax. Mais si ces deux complications ont une fréquence à peu près égale, leur gravité n'est pas identique. Le furoncle est généralement bénin, quel que soit son nombre ; tandis que l'anthrax est ordinairement grave, lors même qu'il est solitaire. Cette gravité augmente s'il occupe une large surface, ou s'il siège dans certaines régions, la nuque par exemple.

Il y a vingt-cinq ans, on ouvrait largement l'anthrax avec le bistouri ; on n'a pas toujours eu à se louer de ce procédé. Aujourd'hui on se sert communément du thermo-cautère et on panse la plaie à la liqueur Van Swieten. Malgré cette précaution, on a encore des insuccès à déplorer. On n'évite pas toujours les hémorrhagies, les suppurations longues et abondantes, la fièvre, non plus que les accidents nerveux qui en sont les conséquences immédiates.

Au début de ma pratique à Vichy, j'ai eu deux échecs malgré toutes les précautions que j'avais prises pour éviter le coma. Aussi j'ai abandonné à peu près l'intervention par le bistouri et le thermo-cautère, et je traite les furoncles et les anthrax comme les phlegmons et les angioleucites. Je prescris le régime et le traitement hydro-minéral dans toute sa rigueur en insistant, plus que de coutume, sur la balnéation.

Pour les anthrax, je ne tiens nul compte de la fièvre ; je ne m'abstiens que si le malade est trop déprimé, a du délire, ou si l'anthrax siège à la nuque. Dans les intervalles des bains, je fais absorber de fortes quantités d'eau minérale et il est rare que le succès se fasse attendre.

En ce qui concerne les furoncles, peu importe leur nombre et leur siège, ils ne résistent pas au traitement alcalin, même sans l'assistance de la levure de bière. Je n'en dirai pas davantage sur cette dernière complication.

Les accidents nerveux du diabète sont de diverse nature et n'ont pas toujours la même signification morbide. Il en est un certain nombre qui ne présentent que des rapports discrets avec cette affection ; nous ne nous en occuperons pas. On en rencontre d'autres, au contraire, qui sont en relation étroite avec la glycosurie, qui s'aggravent et s'atténuent parallèlement à elle. De tous ces troubles nerveux, les névralgies diabétiques sont les seules qui méritent une mention particulière.

S'il y a déjà longtemps que les auteurs classiques ont cité chez les diabétiques les douleurs fixes sur les trajets des nerfs, il n'y a que vingt-cinq ans qu'on a signalé la relation entre la névralgie et la maladie principale. Avant Worms on se bornait à indiquer cet accident, sans faire connaître les moyens propres à le combattre. De telle sorte que la névralgie diabétique n'avait pas de valeur séméiologique, de caractères spéciaux et définis ; elle ne paraissait se différencier en rien des affections de ce genre survenant dans d'autres états morbides. C'était un phénomène intercurrent qui n'avait aucune action bien manifeste sur la marche ordinaire du diabète, et qu'à son tour la glycosurie n'influençait en aucune façon soit en augmentant sa ténacité, soit en diminuant sa durée. Comme conséquence, le traitement qu'on prescrivait était identique à celui qu'on dirigeait contre les autres catégories de douleurs. On s'attaquait au symptôme souffrance, et rien de plus.

Prétendre que toutes les névralgies se développant dans le cours du diabète sont d'origine glycémique, ce serait de l'exagération ; mais nous pensons qu'à côté des névralgies banales, qui sont du reste les plus nombreuses, ici comme ailleurs, il se déclare parfois chez certains glycosuriques des douleurs paroxystiques à accès diurnes et nocturnes, souvent longs, toujours fréquents, qui suivent la direction des troncs nerveux, et dont on ne peut saisir la cause, ailleurs que dans le diabète lui-même.

Dans la communication qu'il adressa, en 1881, à l'Académie de Médecine, Worms cite deux exemples typiques de cette variété morbide. Dans le premier cas, il s'agit d'une névralgie symétrique suivant manifestement le trajet de la section fémorale des sciatiques ; le sujet urinait chaque jour en moyenne soixante grammes de sucre et de l'urée en excès. Il avait de la polydipsie, de la polyphagie, maigrissait à vue d'œil, perdait ses forces ; sous l'influence d'une hygiène appropriée et d'un traitement rationnel, les douleurs cessèrent. Dans le second cas, il s'agit d'un diabétique tuberculeux qui fut pris subitement de douleurs intolérables dans le maxillaire inférieur, siégeant des deux côtés, et qui revêtaient le caractère clinique d'une névralgie des nerfs dentaires inférieurs ; elle était, en outre, symétrique. Les dents étaient en bon état et ne pouvaient être la cause de ce phénomène. A l'examen des urines on constata vingt-cinq grammes de sucre par litre. Ce malade ayant été mis sur le champ au régime classique, on eut la satisfaction de voir la névralgie disparaître en trois jours, en même temps que la glycose tombait à dix grammes par litre.

En rapprochant l'une de l'autre ces deux observations, Worms tira les conclusions suivantes : 1° il existe une forme spéciale de névralgie propre au diabète, qui présente ce caractère de siéger symétriquement dans les mêmes branches nerveuses ; 2° la névralgie diabétique paraît dépasser en douleur les autres névralgies ; 3° elle ne cède pas au traitement habituel des névralgies, mais elle s'aggrave et s'atténue parallèlement à la glycosurie.

J'ai vu cinq cas de névralgie diabétique, et la marche qu'elle suivit dans chacun d'eux ne diffère pas sensiblement de celle signalée par Worms. L'amélioration concordait constamment avec la diminution du sucre ; mais dès que, sous une influence quelconque, la glycosurie augmentait, la névralgie revenait. Tous mes malades observaient un traitement thermal à peu près identique, en même temps ils étaient astreints à un régime rigoureux. Le succès ne se fit pas attendre ; en très peu de temps le sucre diminua dans des proportions considérables, et les douleurs s'amendèrent. Cependant chez l'un d'entre eux il y eu une légère recrudescence de la névralgie sous l'influence d'une douche froide administrée par inadvertance ou sur les désirs formels du malade.

La névralgie diabétique est rare. Et si sa pathogénie est encore fort obscure, il n'en est pas de même de son traitement. Les Eaux de Vichy, à l'intérieur, jouent presque le rôle de spécifique, c'est un fait certain ; quant au bain minéral, il exaspère les douleurs ; on lui préférera les douches de vapeur ou les douches chaudes. Aucune autre médication ne sera nécessaire pour faire disparaître les souffrances.

En 1899, je fus appelé à donner des soins à un journaliste de Paris qui était atteint de diabète depuis plusieurs années, et qui souffrait cruellement depuis huit mois d'une sciatique du membre inférieur gauche. Afin de calmer les crises douloureuses, on avait employé sans résultat les pointes de feu, le syphonnage, l'électricité, etc., etc. Le lendemain de son arrivée à Vichy, je fis analyser son urine : elle renfermait un peu plus de dix-huit grammes de sucre. Je le soumis à un régime sévère : je l'envoyai à la Grande-Grille, je lui prescrivis des douches minérales de cinq minutes à 42°. Au bout de quinze jours, le sucre était descendu à sept grammes ; quant aux douleurs elles n'existaient plus que quand le malade faisait une course trop longue et ne reparurent plus lorsqu'il eut terminé sa cure.

L'efficacité des alcalins est non moins manifeste dans la

gangrène diabétique. Presque au début de sa pratique Sénac soigna à Vichy une malade de trente et un ans, qui était affligée de gangrène symétrique des extrémités supérieures, à l'exception des pouces. Elle urinait soixante-seize grammes de sucre par litre, était amaigrie considérablement et très affaiblie. On joignit au traitement thermal des pratiques hydrothérapiques. Sous cette double influence, la séparation des parties gangrenées se fit très rapidement ; les phalanges mortifiées se détachèrent successivement, et la cicatrisation s'effectua à mesure sous les eschares, si bien que trois mois après la malade était méconnaissable, ayant repris sa fraîcheur et son embonpoint habituels.

En juillet 1879, un homme jeune encore se présenta à moi avec une glycosurie des plus intenses. Il urinait, en effet, cent quatre-vingt douze grammes de sucre par jour, et se plaignait d'une soif des plus cruelles. Il portait au talon gauche deux plaques noirâtres, larges chacune comme une pièce de vingt centimes, et entamant la peau dans son entier. Le gros orteil, du même côté, était en outre le siège d'un onyxis des mieux caractérisés ; l'ongle était soulevé par le pus, les téguments étaient rouges et douloureux. Enfin, à la face interne de la jambe gauche, se trouvait une pustule d'ecthyma de la dimension d'une pièce d'un franc.

Pendant son séjour à Vichy, ce malade prit chaque jour un bain minéral d'une heure et un pédiluve de vingt minutes ; il but à la Grande-Grille et aux Célestins, et suivit son régime un peu plus rigoureusement qu'on ne fait d'ordinaire. Lorsqu'il quitta Vichy, l'onyxis ne suppurait plus, le gonflement et la rougeur de l'orteil avaient disparu ; les plaques gangréneuses du talon s'étaient détachées, laissant au-dessous d'elles une petite perte de substance qui marchait vers la cicatrisation. Tous les symptômes généraux s'étaient également amendés, et il n'urinait plus que quarante-six grammes de sucre dans les vingt-quatre heures.

Six semaines après son départ, il m'écrivit qu'il n'avait plus aucune trace des accidents qui l'avaient amené à Vichy.

Les faits de ce genre, que je pourrais multiplier en compulsant mes notes et en rassemblant mes souvenirs, sont une juste réponse aux allégations de M. Musset, concernant le traitement du diabète par l'Eau de Vichy. Pour ce qui est des alcalins, dit-il, « j'avoue que ma foi n'est pas bien grande, surtout quand la gangrène complique le diabète. S'il m'était permis, par deux cas que j'ai observés, de régler ma ligne de conduite à cet égard, je n'hésiterais pas à rejeter ce mode de traitement, car dans les deux cas, j'ai vu la gangrène s'accroître à mesure que les liquides de l'économie s'imprégnaient davantage des effets chimiques que j'avais voulu produire. Est-ce aux alcalins ou aux dispositions organiques des malades qu'il faut rattacher cette aggravation soudaine, désastreuse, des symptômes ? » Max Durand-Fardel s'élève, à juste titre, contre l'opinion précédente. Il ne pense pas que cette aggravation de la maladie à Vichy puisse être attribuée à la médication alcaline ; toutefois, il croit que les bains minéraux pris dans ces cas n'ont pu qu'augmenter la phlegmasie locale. Aussi, de peur d'assister à de semblables accidents, en rejette-t-il l'emploi dans tous les faits de ce genre.

C'est une crainte chimérique.

Le bain alcalin tiède est, au contraire, absolument indiqué dans la gangrène diabétique. D'un côté, il modifie l'économie, en y introduisant des principes salutaires ; d'autre part, par ses propriétés stimulantes, il facilite la chute des eschares, règle la suppuration et favorise la cicatrisation de la plaie. Dans certains cas, il a une action si puissante, qu'il se produit de la rougeur et de la chaleur au pourtour de la solution de continuité, et même des élancements douloureux. Tous ces phénomènes n'ont rien d'inquiétant, car le plus souvent ils coïncident avec la formation de bourgeons charnus de bonne nature. Le caractère de toutes les plaies diabétiques étant de manquer de stimulus, le bain alcalin fait œuvre utile en remédiant à cette tendance.

Les cas de gangrène diabétique que l'on peut et doit combattre par les Eaux de Vichy sont restreints. Quand le sphacèle n'est pas limité, qu'il a de la tendance à s'étendre, qu'il s'accompagne d'accidents généraux graves, toute intervention thermale est inutile, je dirai presque que tout traitement est condamné à échouer. On réservera donc l'emploi des alcalins *intus et extra* aux cas où la lésion sera nettement circonscrite.

Les plaies diabétiques n'ont pas de tendance à se cicatriser, et plus que toutes les autres solutions de continuité exposent aux hémorrhagies, aux suppurations de longue durée, aux fistules. Elles font le désespoir des chirurgiens, qui ne peuvent se servir du bistouri pour les agrandir, sans s'exposer à provoquer des accidents de la plus haute gravité.

Qu'elles soient superficielles ou profondes, qu'elles aient été produites par un instrument tranchant, aigu ou contondant, elles résistent avec opiniâtreté à tous les pansements ordinaires des plaies. On a beau remplacer l'acide phénique par le bi-iodure de mercure, l'acide borique par l'iodoforme, il n'y a pas d'amélioration sensible tant que le malade n'est pas assujetti au régime et au traitement alcalin. On peut donc dire que c'est le traitement général qui joue le rôle prépondérant, et que le topique, quel qu'il soit, n'est qu'un accessoire nullement indispensable.

En juillet et août 1903, j'eus à traiter une dame corpulente, âgée d'une cinquantaine d'années, qui éliminait chaque jour, par l'urine, quatre-vingts ou cent grammes de sucre. Elle me raconta que, pendant l'hiver précédent, il se produisit spontanément au tiers inférieur de la jambe gauche une plaie étendue contre laquelle son médecin avait employé sans succès tous les topiques connus. En examinant cette dame, je l'interrogeais en même temps, et j'acquérais vite la conviction qu'il n'y avait pas de syphilis dans ses antécédents, que les veines du membre inférieur gauche n'étaient pas variqueuses, enfin que l'ulcère avait la dimension d'une pièce de cinq francs, et qu'il existait de l'œdème plantaire et péri-malléolaire. J'attribuais sans la moindre hésitation au diabète seul la genèse de cette ulcération, comme aussi son retard de cicatrisation. J'instituais alors un régime approprié : l'eau de la Grande-Grille en boisson, sans bains, cette malade supportant mal la balnéation. Au bout d'un mois, cette plaie ulcéreuse n'avait plus que la dimension d'une pièce de vingt centimes.

La longue durée des plaies diabétiques accidentelles, leur tendance à l'ulcération, ont fait souvent reconnaître une glycosurie, ignorée jusqu'alors. D'autre part, l'absence de réaction fébrile à laquelle elles donnent lieu, les ont un peu trop fait négliger ; on temporise, et pendant ce temps la plaie s'agrandit.

Le bain alcalin est, à mon avis, le meilleur topique de cette catégorie de solutions de continuité ; aussi je n'hésite pas à le recommander toutes les fois que le besoin s'en fait sentir, concurremment avec l'Eau de Vichy en boisson. Jusqu'ici, je n'ai eu qu'à m'en féliciter ; très rapidement la plaie se déterge, revêt un meilleur aspect et marche vers la cicatrisation.

Si on veut maintenir les effets primitifs de la cure chez les diabétiques et éviter le retour des désordres dont on a été témoin, il faut prescrire l'usage à domicile des Eaux de Vichy. En procédant de la sorte, on arrive à maintenir les déperditions glycosiques à un chiffre minime,

on prévient le retour de l'amaigrissement et de l'affaiblissement.

D'une façon générale, on accorde, à Vichy même, la préférence aux Eaux chaudes, dans le traitement des affections
qui relèvent de cette station ; mais à domicile, c'est aux
Eaux froides qu'on doit recourir, parce qu'elles se rapprochent davantage que leurs voisines de leur état naturel.
Sur place le choix d'une source est toujours délicat, il faut
tenir soigneusement compte de l'état du sujet, de la nature
de sa maladie, des susceptibilités individuelles ; à domicile,
ces considérations perdent de leur valeur. Les Eaux des
Célestins, de Saint-Yorre, d'Hauterive ou de Cusset peuvent
être employées indistinctement et procurer les mêmes
avantages, si elles sont parfaitement assimilées.

CHAPITRE VI

Goutte

Dans ses lettres médicales, Max Durand-Fardel définit
ainsi la goutte : « C'est une maladie caractérisée physiologiquement par une anomalie dans l'oxydation des principes
azotés contenus dans le sang, et par le dépôt d'urate de
soude sur les surfaces articulaires et à l'entour des articulations, et dans quelques autres points de l'économie ; pathologiquement, par des fluxions inflammatoires occupant
surtout les petites articulations, très particulièrement celles
du pied et tout spécialement celles du gros orteil, fluxions
qui se reproduisent à des intervalles plus ou moins rapprochés, et qui, quelles que soient leur intensité et leur durée,
ne laissent guère d'autres produits pathologiques que des

dépôts d'urate de soude. » Exacte en tout point, cette définition ne pèche que par sa longueur ; mais elle répond assez clairement à toutes les idées que l'on peut se faire de la goutte. Malgré ce petit desideratum, elle mérite d'être conservée.

L'acide urique est la substance morbigène de la goutte. A l'état normal, on en trouve des traces dans le sang, mais ce sont des quantités impondérables ; tandis que dans celui du podagre l'analyse chimique en signale des quantités très appréciables, variables suivant les individus, mais toujours notables. D'où provient cet acide urique excédent ? Pour les uns, il y a superproduction ; pour d'autres, la production n'est pas sensiblement accrue, mais il y a oxydation incomplète des matières azotées contenues dans le sang ; enfin pour quelques autres encore la production de l'acide urique et la combustion sont normales, mais son élimination par le rein s'exécute mal, d'où son accumulation dans les liquides de l'économie et notamment dans le sang.

Les deux premières théories pourront longtemps encore trouver des défenseurs autorisés, parce que physiologiquement elles sont impossibles à démontrer ; quant à la troisième, l'anatomie pathologique en a eu aisément raison, malgré le talent de son inventeur. On supposait, en effet, que les reins du goutteux étaient imperméables et permettaient ainsi l'accumulation de l'acide urique dans le sang ; or, on a prouvé que cette imperméabilité n'existait pas d'une façon constante, soit pendant, soit en dehors de l'accès.

Si les lois qui régissent l'uricémie goutteuse pèchent par la netteté et la précision, celles que l'on invoque pour expliquer l'accès de goutte sont un peu mieux connues. A l'approche de l'attaque, l'acide urique augmente dans le sang, il diminue quand l'accès est déclaré, et il reparaît une fois qu'il est terminé. Si on examine les urines, on constate que l'acide urique est au-dessous de la normale au moment de l'apparition de l'accès, et à la défervescence son taux s'élève. L'attaque produit très exactement l'effet d'une machine électrique. Lorsque l'économie est surchargée de fluide, il y a choc, et le contenu se déverse dans toutes les parties de l'organisme, et spécialement dans les jointures. On comprend très bien qu'une fois l'accès fini il n'y ait plus d'acide urique dans le sang, et que pendant toute sa durée il diminue chaque jour.

La goutte est la maladie de toutes les époques et de tous les pays, parce que toutes les nations ont aimé à jouir de la vie plantureuse et oisive. Rome, au moment de sa splendeur, regorgeait de goutteux, car alors les repas étaient longs et exquis ; aujourd'hui que l'existence y est plus modeste, leur nombre a notablement décru. Dans l'antique Athènes, la goutte n'était pas plus rare que dans la Rome des César et des Auguste, toujours pour les mêmes motifs. Actuellement elle est très fréquente en Angleterre, surtout à Londres, à cause du régime presque exclusivement animalisé auquel s'astreignent nos voisins d'outre-Manche. En France, elle est assez commune, principalement dans les grands centres. Elle commence à pénétrer dans les campagnes, à cause de l'oisiveté physique qui s'y est introduite. L'ouvrier est peu exposé à la podagre, ce qui indique que l'abus des boissons spiritueuses est sans influence sur la production de l'uricémie. Parmi les professions sociales qui fournissent le plus de goutteux, nous trouvons les notaires et les curés.

Tous les âges paient leur tribut à cette affection. Cependant la goutte acquise n'apparaît guère que vers quarante ou quarante-cinq ans, tandis que la goutte héréditaire se montre habituellement vers la vingtième année. Cette circonstance étiologique est importante à connaître, à cause du pronostic qui est essentiellement différent dans les deux cas : la première variété revêtant habituellement un caractère plus bénin que la seconde.

Les formes de la goutte sont nombreuses. Chacune d'elles a son cachet spécial, et des symptômes qui lui sont propres. Tous ces groupes morbides, qu'il est bon de connaître, parce qu'ils donnent lieu parfois à des indications particulières, n'ont pas en hydriatrie une importance capitale. Nous nous occuperons donc principalement des formes aiguë et chronique de la goutte, et des complications ordinaires qu'elles engendrent.

Lorsque la goutte se manifeste par des fluxions aiguës dans les jointures, surtout dans les petites, que ces fluxions caractérisées par de la rougeur, de la chaleur et du gonflement, se renouvellent à intervalles plus ou moins éloignés, et qu'après leur disparition il n'y a pas d'incapacité physique, on a affaire à la forme aiguë, classique. Quand les fluxions sont plus fréquentes et plus longues, mais moins fortes, qu'elles laissent à leur suite de la roideur articulaire, du gonflement, des tophus ; si les articulations sont déformées, si les membres prennent une attitude vicieuse, si la locomotion et la préhension sont difficiles, on a la forme chronique. Cette seconde espèce de podagre succède souvent à la première ; elle apparaît surtout lorsque le traitement et le régime diététique ont été mal conçus et mal compris, ou lorsqu'on a affaire à des malades débiles, lymphatiques, enclins à la paresse. Mais souvent aussi elle débute d'emblée, ayant cela de commun avec plusieurs autres dyscrasies constitutionnelles, et notamment avec le rhumatisme chronique.

Quelles que soient les idées qu'on se fasse de la goutte, c'est contre la présence en excès dans le sang de l'acide urique que doivent être dirigés tous les efforts de la thérapeutique, soit pour en prévenir l'hypergénèse, soit pour en favoriser la combustion ou l'élimination.

Petit, frappé de l'analogie qui existe entre la gravelle et la goutte, convaincu que c'est un principe acide qui est la cause déterminante de cette dernière, regardait l'usage des boissons alcalines comme le moyen le plus rationnel à employer pour neutraliser cet élément. Mais l'acide urique n'étant pas pour lui le seul principe de la goutte, il préconisait la médication sodique pour neutraliser aussi les acides phosphorique et sulfurique qui se trouvaient dans l'économie. Persuadé que par la neutralisation de ces trois acides il arriverait à guérir la goutte, tous ses efforts se concentrèrent sur ces points. Il pensait qu'en prenant chaque jour des boissons alcalines pendant toute la vie, à la dose d'un litre, on parviendrait non seulement à atténuer les accès, mais encore à les supprimer sans retour; à vrai dire, il ajoutait un correctif qui n'est pas sans valeur. Malgré des cas heureux, dit-il, « je ne suis pas encore parfaitement convaincu que l'on peut arriver à une guérison radicale ; je crois que le malade, après avoir été pendant un certain nombre d'années sans ressentir d'accès, s'expose à les voir reparaître à la première occasion, sous l'influence de quelque cause déterminante, s'il néglige la médication alcaline, et si non seulement il ne sait pas éviter les écarts de régime, mais encore s'il ne continue pas toujours à observer une grande sobriété. »

En somme, pour Petit, le bicarbonate de soude était le médicament spécifique de la goutte, à condition d'être continué toute l'existence et tous les jours ; c'était un spécifique d'une nature particulière, n'ayant pas d'action éloignée, n'empêchant pas le retour des accès dès qu'il était discontinué. Bien que ce praticien se soit trop appuyé sur la chimie pour formuler le traitement de la goutte, malgré les erreurs qu'il a commises, c'est certainement à lui que l'on doit le traitement de cette maladie par les alcalins et notamment par les Eaux de Vichy. Avant Petit, les uns, suivant en cela les préceptes de Sydenham, s'en rapportaient aux forces médicatrices de la nature ; les autres, au contraire, observaient les conseils de Lafontaine : goutte tracassée est à moitié pansée.

Son premier mémoire sur la nature et le traitement de la goutte date de 1835. Il souleva dans le monde savant une véritable tempête, si bien que les goutteux qui commençaient à affluer à Vichy furent effrayés des prédictions sinistres qu'on leur faisait chaque jour sur les suites probables du traitement auquel ils étaient soumis.

A cette époque, Vichy ne comptait guère que deux médecins hydrologues : Prunelle et Petit. L'animosité qui régnait entre eux est connue de tout le monde ; elle se faisait jour dans les moindres détails de la vie, et dans la cure des maladies chroniques elle revêtait un caractère d'acuité allant jusqu'à l'injustice. Dès que Prunelle connut le mémoire de Petit, son traitement de la goutte, le degré de curabilité de cette affection par les Eaux de Vichy, il se mit de suite en campagne, se posant en adversaire résolu de sa méthode.

Frappés des dissidences qui s'étaient élevées entre ces deux hommes, les malades s'empressèrent d'écrire au Ministre pour demander que l'Académie de Médecine se prononçât sur la valeur de la médication de Vichy dans le traitement de la goutte. L'Académie ouvrit aussitôt une enquête et nomma une commission de trois membres : Delens, Gueneau de Mussy et Patissier. Comme les commissaires étaient fort embarrassés pour juger les faits que Petit avait consignés dans son mémoire, et pour faire un rapport consciencieux sans avoir sous les yeux les malades qui avaient été soignés par lui, ils lui demandèrent les adresses de ses clients, de façon à ce qu'ils pussent leur écrire directement, sans son intermédiaire. Pour les malades qui habitaient la province ou l'étranger, on leur transmettait un questionnaire avec invitation d'y répondre. Quant aux goutteux qui résidaient à Paris, la commission fut mise en relation avec eux ; de cette manière, elle put asseoir son jugement sur des données précises. On écrivit également à Prunelle, le priant de faire parvenir au secrétariat de l'Académie les documents et observations qu'il avait recueillis. Trois lettres restèrent sans réponse. Néanmoins, Prunelle, qui n'avait rien de sérieux à opposer aux allégations de son confrère, n'en écrivait pas moins dans les journaux que les Eaux de Vichy font disparaître la goutte articulaire par un effet métasyncritique, et nullement par leur action spécifique ; en d'autres termes, que la disparition de la goutte articulaire est suivie fatalement de congestions vers le cerveau ou de tous autres accidents.

Le questionnaire qui fut adressé aux malades de province et de l'étranger, comprenait les demandes suivantes :

1° La goutte dont vous êtes atteint a-t-elle été atténuée par les Eaux de Vichy que vous avez prises ? Sous leur influence, les accès ont-ils été moins fréquents, moins longs et moins douloureux ? Ou bien ont-ils cessé complètement ?

2° En cas de cessation de la goutte, avez-vous éprouvé quelque congestion vers le cerveau, ou tout autre accident ?

3° Avez-vous suivi exactement le régime prescrit par M. Petit, et surtout avez-vous fait un usage fréquent des boissons alcalines ?

Quatre-vingts malades répondirent à l'appel de la commission et consignèrent leurs appréciations. Ces quatre-vingts malades comprenaient soixante-dix-huit hommes et deux femmes ; il y avait quarante-six cas de goutte acquise, trente-quatre cas de goutte héréditaire et vingt cas de gravelle coexistant avec la goutte. Sur ces quatre-vingts faits, dix-neuf fois la goutte ne s'était pas renouvelée au moins depuis deux ans, après l'emploi de l'Eau de Vichy et des boissons alcalines ; cinquante et une fois l'emploi successif

des Eaux de Vichy et des boissons alcalines rendit les accès
de goutte moins fréquents, moins longs et moins douloureux ; enfin, dans dix cas les Eaux de Vichy furent ou
parurent nuisibles.

Sur ces quatre-vingts malades, il n'y avait que deux
exemples de déplacement de la goutte. L'un mourut d'une
attaque d'apoplexie et l'autre de pneumonie.

La commission fit remarquer avec raison que ces accidents
cérébraux et pulmonaires, qui ne sont pas rares dans la
pratique courante, étaient tout à fait indépendants de l'usage
des Eaux de Vichy, puisque chez ces deux individus le
traitement alcalin n'avait pas fait disparaître la goutte à
laquelle ils étaient en proie quelques jours avant leur décès.

Elle ajouta que celui qui succomba dans une attaque
d'apoplexie avait eu des accès analogues avant d'avoir
recours aux Eaux de Vichy. Quant à l'effet métasyncritique
signalé par Prunelle, il ne fut même pas discuté. Enfin on
conclut :

1º Que les Eaux de Vichy prises à la source, soit en
boisson, à dose convenable, soit sous forme de bains, sont
sans inconvénient dans le traitement de la goutte articulaire,
que loin de nuire elles atténuent presque constamment
cette affection, en rendant les accès moins fréquents, moins
longs et moins douloureux, et peuvent même prévenir leur
retour, si après la saison des Eaux les malades restent sobres
et font un usage presque habituel des boissons alcalines ;

2º Que ces Eaux, toutefois, ne réussissent pas aussi
complètement ni avec la même promptitude chez tous les
goutteux ; qu'il est même des cas — objet de recherches
ultérieures — plus ou moins rebelles à leur action salutaire ;

3º Qu'il résulte des observations recueillies jusqu'à présent, et de l'enquête faite avec soin par la commission de
l'Académie, que les Eaux de Vichy ne produisent aucun
accident grave, lorsque les malades n'en abusent pas et

qu'elles sont administrées avec prudence, la disparition de la goutte articulaire étant sans danger quand elle survient sous l'influence du traitement alcalin, et la plupart des goutteux éprouvant même une amélioration sensible dans l'état général de leur santé ;

4° Enfin que sur la question de savoir si, comme semblent du reste l'indiquer l'analogie et le raisonnement, les Eaux de Vichy présentent, dans d'autres espèces de goutte, le même avantage que dans la goutte dite articulaire, l'Académie, faute d'un nombre suffisant de faits, doit s'abstenir de prononcer.

Ces conclusions ayant été discutées, l'Académie, sur la proposition de Bouillaud, les modifia ainsi qu'il suit :

« Les faits, quelque importants qu'ils nous paraissent, ne suffisent pas pour décider une question si difficile et si compliquée ; mais tels qu'ils sont, ils permettent du moins d'établir que les Eaux de Vichy ont été jusqu'ici plutôt utiles que nuisibles. »

C'est en 1839 que ce rapport fut adopté, et on peut dire que c'est à dater de cette époque que le traitement de la goutte par les Eaux de Vichy devint une vérité. C'est donc à Petit, à son talent d'observateur, à sa confiance dans les faits qu'il avait observés, que nos Eaux doivent en partie leur réputation curative dans la podagre. Certes, sa méthode n'est pas exempte de critique, mais c'est un outil à perfectionner et non à délaisser.

Examinons maintenant de quelle manière et dans quelles limites la cure alcaline doit être appliquée.

D'après le rapport de Patissier, dont nous venons de parler, la goutte est héréditaire quarante-trois fois sur cent ; toutes les statistiques fournies depuis lors n'ont fait que confirmer cette assertion. On reconnaîtra le caractère héréditaire de la goutte aux antécédents, à la nature et à la quantité des sédiments urinaires, à des troubles gastro-intestinaux et à des douleurs musculaires vagues. Or, si on a affaire à un enfant d'origine suspecte, présentant la plupart des phénomènes morbides que nous venons d'esquisser, le premier devoir du médecin sera de prévenir la famille qu'à l'âge de la puberté la goutte est à redouter. Tant que le premier accès n'est pas survenu, on peut, à l'aide d'un régime sévère, les exercices du corps, l'hydrothérapie et les alcalins surtout, remédier à une prédisposition native. Dans ce cas, la médication sera très réservée, on prescrira des doses faibles d'eau minérale, et on insistera sur les douches qui, dans la période prémonitoire de la goutte, donnent des résultats surprenants.

Qu'on ait affaire à la forme innée ou acquise, lorsque le premier accès de goutte est apparu, on ne pourra guère, quoi qu'on fasse, éviter le second. La maladie a élu domicile dans l'économie, on ne peut plus la congédier ; mais il est possible d'amoindrir les accès et de reculer leur apparition. C'est à cette période que la thérapeutique thermale exige le plus de délicatesse et d'habileté, car si la médication est trop active, il est à craindre des souffrances prochaines ; d'autre part, si on abandonne le goutteux à son sort, si on préconise l'expectation, on le conduit doucement à la goutte chronique.

Le traitement, par les Eaux de Vichy, de la goutte aiguë régulière, ne doit jamais s'effectuer que dans la période intercalaire, et à une époque aussi éloignée que possible des accès passés. La source des Célestins a joui longtemps d'une espèce de spécificité contre la podagre ; aujourd'hui elle est à peu près délaissée. Cette vogue n'était pas toujours justifiée, mais l'abandon qui la frappe aujourd'hui est tout aussi inexplicable. Ses partisans lui attribuent des cures merveilleuses; ses détracteurs, des échecs sans nombre et également surprenants. De part et d'autre, il y a de l'exagération. Quoi qu'il en soit, il me paraît certain qu'elle nettoie mieux que ses voisines les voies urinaires, qu'elle les débarrasse plus complètement des sédiments qu'elles renferment : et à ce titre, je ne crains pas de la prescrire, concurremment avec les eaux chaudes. D'une façon générale, je conseille de boire le matin à la Grande-Grille ou à l'Hôpital, et le soir aux Célestins.

Chez l'homme sain, l'urine rougit modérément le papier de tournesol et l'élimination quotidienne de l'acide urique oscille en moyenne entre cinquante et soixante centigrammes. Chez le goutteux, au contraire, cette proportion est dépassée d'un quart, d'un tiers et même davantage, et l'urine devient hyperacide. Le problème thermal à résoudre consiste donc à ramener l'urine à une réaction acide faible ou neutre ; point n'est besoin qu'elle devienne alcaline à toutes les émissions. Pour parvenir à ces résultats, il faut que les doses d'eau minérale en boisson soient élevées — un litre ou un litre et demi par jour suffit — quelles que soient la forme de goutte, l'intensité des accès, leur longueur et le nombre des articulations atteintes.

Le traitement externe est des plus délicats. Quant au bain, son utilité est discutée. Petit en prescrivait jusqu'à deux par jour, pour répondre aux besoins de sa théorie alcalisatrice ; M. Jaccoud le déconseille ; Max Durand-Fardel ne croit pas qu'on doive le proscrire d'une façon dogmatique ; M. Bouchard insiste sur les bains salés, les bains d'air sec, les bains résineux, et il condamne l'hydrothérapie. D'après lui, l'eau froide réussit mieux dans la période prémonitoire de la goutte que quand elle est déclarée.

En ce qui concerne l'hydrothérapie, je suis entièrement de son avis ; mais pour la balnéation, je crois que, sous quelque forme qu'on la prescrive, on éprouvera des déceptions. J'ai vu beaucoup de goutteux ne pouvoir supporter l'immersion, quelle que fût la nature du liquide employé. A Vichy, il est bien rare qu'un goutteux qui prend des bains d'une façon suivie, parcoure toute sa saison sans ressentir des effets fâcheux, se traduisant soit sous forme de douleur vague, soit sous forme de douleur fixe. Je ne pense pas qu'il faille rendre responsables de ce mécompte les principes minéralisateurs contenus dans nos sources, c'est le bain lui-même qui me paraît être le grand et le seul coupable. Le traitement thermal de la goutte aiguë régulière devra donc consister uniquement en boisson.

L'institution d'un régime approprié facilite énormément la tâche de nos Eaux, surtout si on tient énergiquement la main à son exécution. Le goutteux devra s'abstenir de salaisons, poissons de mer, gibier, coquillages, truffes, pâtisseries. Il se contentera de viande blanche, d'un peu de viande rouge — une ou deux fois par semaine, — de poisson de rivière, de potages maigres, lait, légumes (sauf l'oseille, les tomates et les épinards), de compotes, fruits tels que raisins, fraises, pêches, poires. Le vin blanc léger étendu de beaucoup d'eau sera sa boisson de table. Il en absorbera une notable quantité afin de faciliter l'élimination de l'acide urique. Pas de thé, ni café, ni liqueurs après les repas.

Lorsqu'un accès est imminent, toute intervention thermale est intempestive. Quoi qu'on fasse, on n'empêchera pas l'accès de se produire, on n'arrivera pas à le retarder, car le travail de dépuration est déjà commencé. On ne parviendra point à diminuer ni la longueur, ni l'intensité des souffrances, car l'action thérapeutique des Eaux n'est pas assez rapide pour cela. Petit n'était pas arrêté par ces considérations ; il poursuivait la cure quand même. Nous ne sommes pas de son avis. Lorsque chez un malade on constatera de l'anorexie, une langue sale, un peu de fièvre, de l'agitation, un malaise général, il faudra suspendre la cure, car le lendemain l'accès sera déclaré.

Si, à son approche, l'intervention hydriatique peut être discutée, il n'en est pas de même lorsqu'il est déclaré. Tout le monde est d'accord aujourd'hui pour attendre sa fin avant de recommencer la cure. Petit cependant persévérait, quand même les douleurs étaient à leur *summum* d'acuité, et que la fièvre était vive, pourvu qu'il n'y eût pas d'inflammation ailleurs que dans les articulations, et que tous les organes essentiels à la vie, tels que ceux de la poitrine et de l'abdomen, fussent sains.

Souvent je me suis demandé pourquoi il insistait tant sur la continuation de la cure au milieu des cris et de la fièvre, mais jamais je n'ai pu deviner les motifs qui le guidaient en cette circonstance, car ce procédé thérapeutique était absolument opposé à toutes les idées qu'il se faisait de la nature et du traitement de la podagre. Puisqu'il cherchait à détruire les principes acides qui se trouvaient en excès dans l'organisme, il choisissait un moment tout à fait inopportun, le sang en contenant des quantités beaucoup moins grandes pendant l'accès qu'avant son apparition.

Durant une attaque de goutte, les avantages de la médication thermale sont nuls, car elle ne peut ni en diminuer la violence, ni en raccourcir la durée. Par contre, les dangers auxquels les malades sont exposés sont grands. Dans les cas les plus favorables, la durée habituelle de la crise est dépassée ; mais dans d'autres il se produit des métastases sur le tube digestif, le cœur et le cerveau, qui peuvent inspirer de sérieuses inquiétudes.

Dans les attaques de goutte aiguë, beaucoup de cliniciens prêchent l'abstention. C'est trop peu. Certes, il est des médicaments, surtout des spécialités, dont il faut se garder soigneusement, mais il en est d'autres qui ne peuvent qu'être salutaires. On entourera d'ouate les membres atteints, sans tenir compte ni du nombre ni de l'intensité des fluxions : on prescrira le repos. On évitera les révulsifs cutanés, les antiphlogistiques, parce qu'ils pourraient provoquer la rétrocession de la goutte ; et si les douleurs sont trop vives, on administrera le salicylate de soude. Ce sel produit ici des effets moins satisfaisants que dans le rhumatisme articulaire aigu. L'antipyrine paraît mieux réussir. Si vers le cinquième ou sixième jour aucune amélioration ne se produit, on s'adressera au colchique et mieux à la colchicine. C'est encore la préparation qui compte les plus beaux succès et qui jouit de l'innocuité la moins contestable.

Doit-on recommencer le traitement thermal dès que l'accès de goutte est à son déclin? Petit était moins hardi à ce moment que quand le malade était menacé d'un accès, ou même qu'il en était atteint. Le moment, dit-il, « où il faut agir avec le plus de prudence, c'est au déclin de l'accès si l'on ne veut pas en voir un autre se reproduire et prolonger ainsi l'accès de goutte. Il ne faut pas alors revenir trop promptement à un traitement actif, et surtout il faut éviter de faire reprendre trop tôt des bains au malade ».

Avant de recommencer la cure, je crois prudent d'attendre que les accidents fluxionnaires soient entièrement dissipés, que la fièvre soit éteinte, que les jointures puissent agir librement, en un mot il faut que le malade soit guéri et non convalescent. La cure de Vichy est un élément essentiellement provocateur, qui ne manquerait pas, si les organes n'étaient pas revenus à leur état normal, de rappeler les phénomènes morbides tant généraux que locaux. Pour avoir cédé aux désirs des malades, j'ai assisté, à maintes reprises, à ces retours offensifs, et j'ai toujours remarqué que le second accès était moins violent que le précédent, mais plus long. Lorsqu'on se contente seulement du traitement interne, ces récidives à court terme sont moins communes que si l'on emploie, en même temps, les douches et surtout les bains.

Que la goutte soit chronique d'emblée, ou qu'elle soit la conséquence d'une goutte aiguë, régulière, le traitement thermal peut encore procurer des avantages sérieux au malade. Dans ce cas, il ne s'agit plus, comme précédemment, d'éloigner les accès, de les affaiblir ou même de les supprimer ; l'individu qui est atteint de goutte chronique ne s'en plaint plus. Il souffre constamment — il est vrai que ses souffrances sont plus tolérables, — mais il ne peut marcher qu'à l'aide d'une canne et en se traînant, ses jointures œdématiées, à demi-ankylosées, n'étant susceptibles que de mouvements fort limités. Ce gonflement œdémateux, ces demi-ankyloses se remarquent surtout dans les membres inférieurs et s'accompagnent de déformations bizarres, d'atrophies musculaires, de contractures. Les tophus sont l'apanage de la goutte chronique. Ils sont composés d'urate de soude et s'observent partout, jusque sur le rebord externe de l'oreille. Généralement, ces concrétions se développent sur les petites jointures, entretenant parfois autour d'elles de la douleur et de l'irritation. Habituellement d'un petit volume, elles acquièrent quelquefois des dimensions imposantes, soit par l'arrivée successive de nouvelles masses uratiques, soit par l'adjonction et la réunion de plusieurs tophus.

Le traitement thermal de la goutte chronique diffère notablement de celui de la goutte aiguë. On n'a plus à craindre, comme dans cette dernière variété, le retour des accès ; on peut donc, sans hésitation, prescrire des doses élevées d'eau minérale si l'état des voies digestives le permet. Bien qu'on n'ait pas à redouter l'apparition d'un accès, le bain devra être mis à l'écart d'une façon générale, parce qu'il augmente l'œdème péri-articulaire et accentue les souffrances locales, ce qui gêne de plus en plus la locomotion. Les douches chaudes ou mieux encore les tempérées, de quatre ou cinq minutes de durée, constituent le meilleur adjuvant du traitement thermal. D'ordinaire elles sont parfaitement supportées, surtout les tempérées et atténuent plutôt qu'elles n'accroissent les souffrances. Elles ont, de plus, le précieux avantage de diminuer l'œdème, d'assouplir les jointures, d'amender la contracture. Je dois avouer, cependant, que ce moyen est le plus souvent insuffisant pour remédier à ces accidents. Concurremment, je conseille le massage à sec et l'électricité.

Lorsqu'il est exécuté par une main exercée, le massage rend de précieux services dans l'ankylose goutteuse et l'œdème péri-articulaire. Les premiers jours, il est un peu douloureux pendant et après l'opération ; mais au bout de trois ou quatre séances, le malade y est habitué. Très vite alors les jointures reprennent en partie l'usage de leurs mouvements et l'œdème s'affaisse. Assurément, chez les goutteux invétérés, on ne doit pas compter sur une guérison radicale de l'ankylose ; jamais l'articulation ne recouvrera la liberté complète de ses mouvements, jamais le membre ne reprendra sa forme et sa direction normales. Mais, au moyen du massage, on parviendra toujours à corriger les difformités résultant de l'ankylose, et à assurer un certain degré de mobilité là où il n'y avait que de la roideur. Dans certaines stations balnéaires, on exécute le massage sous la douche chaude, le malade étant assis, debout, ou placé dans la position horizontale; on a reconnu partout de grands avantages à cette dernière pratique. Depuis une douzaine d'années, on l'a introduite à Vichy ; je l'ai employée fréquemment et n'ai eu qu'à m'en louer. Les déviations articulaires cherchent peu à peu à se redresser, l'œdème de voisinage s'efface, l'empâtement tendineux diminue et comme conséquence l'impotence fonctionnelle devient moins accusée.

Contre la contracture et l'atrophie qui frappent certains groupes de muscles avoisinant les articulations malades, le massage sous l'eau a une action salutaire, mais insuffisante. Il faut recourir en outre à l'électricité. Ces troubles trophiques ne sont pas dus seulement au repos auquel est condamnée la jointure, mais à l'inflammation qui s'est déclarée à son intérieur ou dans son voisinage, ainsi que l'a démontré si clairement Valtat dans sa thèse inaugurale. Dans ces cas, je me sers tantôt des courants continus, tantôt des courants induits. Lorsque le sujet n'est pas mou, indolent, j'emploie volontiers les courants induits ; si j'ai affaire à des goutteux sensibles, j'ai recours aux courants continus. Sous la double influence du massage et de l'électricité, la contracture et l'atrophie musculaire rétrogradent, ce dont on peut s'assurer par l'attitude du membre et par la mensuration.

Les médecins anglais emploient fréquemment les sels de potasse et de soude comme dissolvants des concrétions tophacées, qui sont si ordinaires chez nos voisins. M. Bouchard a retiré d'excellents effets du carbonate de potasse, à la dose de trois grammes par jour et pendant six mois. Mais aucun médicament n'est égal à la lithine. Garrod a démontré expérimentalement et cliniquement les avantages des sels de lithine sur ceux de potasse, comme agents dissolvants des concrétions tophiques. En France, le grand vulgarisateur de la médication lithinée est Charcot.

Pour obtenir un résultat évident, il faut que l'usage de ce médicament soit prolongé, et qu'il soit administré à doses relativement fortes. Les sources de Vichy possèdent des quantités appréciables de lithine, bien qu'absolument insuffisantes par elles seules pour dissoudre les tophus. D'après les travaux de M. Mallat, les Célestins et Hauterive en contiennent un centigramme par litre ; l'Hôpital, la Grande-Grille, le Puits-Carré, un demi-centigramme, et la source Lardy, un peu plus d'un demi-centigramme. Il est certain que la lithine contenue dans ces Eaux, à dose si faible, n'est pas appelée à jouer un rôle prépondérant, mais elle est susceptible de renforcer le pouvoir dissolvant du bicarbonate de soude qu'elles renferment toutes.

Une eau minérale est un médicament vivant. Les principes qu'elle renferme ont une action bien plus énergique sur l'économie que quand ils sont tirés d'une pharmacie et administrés sous forme de potion. Ainsi, un litre d'eau de Vichy contient environ cinq grammes de bicarbonate de soude ; absorbé à la source, il aura une puissance thérapeutique plus élevée que cinq grammes de bicarbonate de soude donnés en solution. Il est à supposer que pour la lithine il en est de même ; mais comme les doses que nos Eaux renferment présentent, avec les doses thérapeutiques classiques, un écart trop considérable, ce corps ne peut avoir, par lui seul, une action curative certaine. C'est un complément et rien de plus.

La disparition des tophus par la médication alcaline est une solution rare. Petit, dans sa longue pratique à nos thermes, en a vu disparaître cependant, après quelques mois de traitement, et sans qu'il se fût produit d'inflammation marquée. Quelquefois aussi, pendant la cure, les goutteux ressentent dans les jointures des douleurs qui n'ont rien de commun avec les accès de goutte ; alors les parties avoisinant les tophus s'enflamment. Tantôt il se forme du pus, et, qu'il se produise une ouverture artificielle ou spontanée, il sort de la matière crayeuse et le tophus s'affaisse ; tantôt, au contraire, l'inflammation se termine par résolution et le tophus diminue, pour augmenter ensuite.

Sous l'influence de la médication thermale, il ne m'est pas arrivé de voir des tophus disparaître, soit par suite d'inflammation de voisinage, soit tout autrement. A vrai dire, les saisons ne sont pas poursuivies avec assez de persévérance pour cela, et les malades n'observent pas toujours avec fidélité le régime qui leur est indispensable. Mais j'ai vu assez souvent les tophus rester stationnaires, n'augmentant ni de nombre ni de grosseur. C'est déjà beaucoup.

Les complications viscérales sont fréquentes dans la

goutte, surtout dans la forme chronique, parce que, si l'urate de soude offre de la tendance à se fixer sur les petites jointures, il se dépose aussi ailleurs. Le cœur subit la dégénérescence granulo-graisseuse, les artères deviennent athéromateuses, le cerveau se ramollit ; il se développe de l'asthme, du catarrhe pulmonaire ; les membres, les orifices naturels sont le siège de dermatoses, et notamment d'eczémas ; enfin, on voit survenir de la lithiase biliaire ou urique, de la dyspepsie. Parmi toutes ces complications si diverses, il en est plusieurs qui ne sont pas attaquées par les Eaux de Vichy ; chez d'autres, la médication alcaline est nuisible ; ici, elle peut atténuer la complication, sans être pour cela favorable au malade ; là, elle est salutaire sans restriction. Il y a donc des catégories à établir.

Dans la première, figurent le ramollissement du cerveau, la dégénérescence graisseuse du cœur, les altérations valvulaires, l'athérome artériel. Lorsque l'organisme est entamé à ce degré, la goutte articulaire n'est plus qu'un épiphénomène, elle s'efface totalement devant les altérations viscérales qu'elle a engendrées. Qu'importent la roideur et le gonflement articulaires, les tophus ? La complication est tout ; c'est elle qui menace la vie, et les Eaux de Vichy ne peuvent l'enrayer.

Nous trouvons dans la seconde, l'asthme, l'emphysème et le catarrhe pulmonaire. Petit prétend avoir retiré de bons effets de la médication alcaline dans ces cas. A l'appui de son dire, il cite des faits. Un de ses malades, qui avait été longtemps sujet à des accès d'asthme, n'avait plus souffert des bronches depuis trois ans qu'il faisait usage d'Eau de Vichy pour combattre une goutte articulaire.

J'ai employé fréquemment le traitement thermal chez des goutteux asthmatiques, et je n'ai jamais obtenu de résultats aussi satisfaisants. Durant la cure, presque constamment mes malades éprouvaient des accès d'asthme des plus violents, bien que je prisse toutes les précautions nécessaires pour éviter cet inconvénient, et que je me contentasse le plus ordinairement du traitement interne.

La troisième catégorie comprend les dermatoses. L'eczéma est, de toutes les affections cutanées, la plus fréquente chez le goutteux. On l'observe un peu partout, mais surtout au pourtour des orifices naturels. On le voit aussi sur les membres ; il affecte alors plus spécialement une disposition symétrique. La médication alcaline, si elle ne produit pas toujours la disparition complète de la dermatose, l'amoindrit ordinairement ; c'est surtout à la balnéation qu'il faut attribuer ces effets.

Doit-on, pour un résultat de cette importance, conseiller à un goutteux dartreux la fréquentation des thermes alcalins ? La présence d'un eczéma est souvent, dans la podagre, un dérivatif salutaire ; en le guérissant, on s'expose à réveiller les douleurs de goutte ou à provoquer des désordres viscéraux. De telle sorte que, quand l'eczéma n'est pas trop gênant, soit par la position qu'il occupe, soit par son étendue ou par les démangeaisons qu'il occasionne, le plus sage est de s'abstenir. Dans le cas où une intervention est imposée, on doit chercher à soulager et non à guérir.

La dyspepsie, la gravelle et la lithiase biliaire rentrent dans la quatrième catégorie. La dyspepsie, surtout la flatulente et acide, est un phénomène habituel dans le cours de la goutte ; la gravelle urique et la lithiase biliaire sont un peu moins fréquentes. Les unes et les autres constituent, sinon des complications graves, tout au moins des complications sérieuses, non point parce qu'elles exercent une action quelconque sur la marche de l'affection générale, mais par les incidents tumultueux qu'elles occasionnent et les troubles fonctionnels qu'elles sont susceptibles d'amener.

Sur ces trois groupes pathologiques, les Eaux de Vichy jouissent d'une action curative évidente. Sous leur influence, la dyspepsie s'amende, les coliques hépatique et néphrétique deviennent plus rares et moins intenses.. Cette amélioration ne s'accompagne pas d'aggravation des autres symptômes de la goutte ; il n'y a pas, comme pour les dermatoses, de déplacements ultérieurs à redouter. On les traitera donc comme si elles existaient à l'état isolé, sans se préoccuper de la présence de la goutte ; et, si le traitement doit subir une modification, c'est sur la balnéation qu'elle devra porter. Les bains ne seront, en conséquence, ni aussi réguliers ni aussi longs que dans les cas simples.

La goutte est par essence une maladie à surprises. Elle donne lieu aux métastases les plus invraisemblables. Tantôt, c'est pendant un accès qu'elles se produisent ; vers le troisième ou le quatrième jour de la poussée articulaire, on observe des phénomènes viscéraux inattendus, et en même temps la fluxion diminue ; tantôt, au contraire, les attaques, insignifiantes comme durée et intensité, sont remplacées par des troubles cérébraux, cardiaques ou intestinaux. Tous ces processus n'ont pas la même valeur séméiologique. Les uns revêtent une signification grave : les angines de poitrine, les apoplexies séreuses du cerveau, les congestions pulmonaires sont dans ce cas ; les autres ont un caractère bénin : la gastro-entéralgie est de ce nombre.

Dans toutes ces anomalies de la goutte, les Eaux de Vichy sont indiquées. Cependant, il faut s'entendre. Pendant tout le temps que durera la métastase, il est de toute nécessité d'en suspendre l'application ; on traitera l'accident par les moyens ordinaires. Mais, dès que les organes auront recouvré leur fonctionnement habituel, qu'il n'y aura plus de traces appréciables de l'assaut qu'ils ont subi, il faudra avoir recours à la médication alcaline. Il n'y aura plus à craindre, dans ces cas, qu'elle joue un rôle perturbateur, car le malade n'a qu'à gagner à ce que l'urate de soude suive une autre direction.

Dans la goutte anormale, à caractère gastro-intestinal, on s'adressera de préférence aux eaux chaudes, qui sont mieux tolérées par l'estomac et les intestins ; on donnera de grands bains tièdes d'une demi-heure au moins. Peu importe qu'il survienne des douleurs articulaires ; il serait même à souhaiter qu'il en survînt. Lorsque ce sont l'angine de poitrine et les troubles cérébraux qui ont prédominé, le traitement interne ne sera ni plus ni moins énergique que dans les cas précédents ; quant au traitement externe, il sera plus modéré et même exclu, comme ne répondant pas à une indication spéciale.

Ainsi que le diabétique, le goutteux est condamné à fréquenter nos thermes toute sa vie ; sa santé en dépend. Lorsqu'il est atteint de la forme aiguë, et si les accès sont peu fréquents et peu longs, une cure tous les deux ans est suffisante ; mais dans la forme chronique, il devra recourir chaque année à Vichy. Durant les intervalles qui séparent les saisons, il est bon, en outre, que le malade, pour maintenir intacts les bénéfices qu'il aura retirés de nos Eaux, et au besoin pour les augmenter, continue à domicile l'usage des eaux transportées. Petit en prescrivait un litre par jour, et d'une façon constante.

C'est pour avoir exagéré les doses, que Petit a fait dire à Trousseau que Vichy était incompatible avec la goutte. L'exagération du premier n'atténue pas l'erreur du second.

CHAPITRE VII

Maladies du Foie et des Voies biliaires

Des congestions chroniques du foie, de leurs causes, de leur fréquence sous tous les climats.

Des scléroses hépatiques : cirrhose atrophique, hypertrophique et syphilitique.

Analogie presque complète du traitement thermal dans les congestions chroniques du foie et les scléroses de ce viscère ; différences sensibles du régime.

Lithiase biliaire et colique hépatique. Tableau des accès. De la mixture de Durande et de ses effets. Expériences démontrant que l'Eau de Vichy ne dissout pas les calculs de cholestérine, mais en prévient la formation.

Traitement thermal de la colique hépatique et de sa puissante efficacité.

La puissance curative des eaux alcalines, dans les affections du foie, n'est un mystère pour personne. Il me semble même qu'on a généralement une tendance trop évidente à exagérer cette importance, si bien que quelques cliniciens font de Vichy une sorte de panacée applicable à tous les cas où l'on constate une teinte sub-ictérique des téguments, et une augmentation ou une diminution du volume du foie, quelle qu'en soit la cause première. C'est un enthousiasme mal compris ; car, si Vichy est utile ici, il est nuisible là, et ailleurs il ne produit que des avantages contestables. Dans les congestions chroniques du foie, dans la lithiase biliaire, le succès est à peu près certain, autant qu'on peut l'être en médecine ; dans l'atrophie jaune aiguë, l'hépatite à tendance suppurative, il favorise plutôt la régression et la suppuration que la résolution ; dans les kystes hydatiques, il n'a pas d'effet bien appéciable ; enfin, dans les cirrhoses, son action est discutée. En résumé, les Eaux de Vichy sont formellement indiquées dans les congestions chroniques du foie, les calculs biliaires, et peuvent être administrées avec certains avantages dans les scléroses.

S'appuyant sur des expériences anciennes de Chevreul, Mialhe soutint à maintes reprises que les alcalins étaient des agents puissants d'oxydation, qu'ils augmentaient l'urée et activaient la circulation, qu'ils dissolvaient les principaux éléments (fibrine, albumine) formant la base des engorgements viscéraux. Cette opinion fut admise alors dans une certaine mesure ; aujourd'hui elle a encore cours dans la science.

Plus clinicien que Mialhe, mais moins chimiste, Prunelle prétendait que les Eaux bicarbonatées sodiques jouissaient d'une action élective sur la portion abdominale du grand sympathique. Ne soupçonnant pas encore l'existence des nerfs vaso-moteurs, il ne pouvait expliquer autrement la résolution des engorgements hépatiques, spléniques ou autres qu'il avait observés dans sa pratique. Max Durand-Fardel est plus précis, car il avance que la médication alcaline agit particulièrement sur le système de la veine Porte. En activant la circulation capillaire de l'abdomen, elle fait disparaître ainsi les lésions viscérales chroniques qui se trouvent dans la cavité péritonéale.

On ne saurait être meilleur observateur.

Désignées aussi sous le nom d'engorgements, les congestions chroniques du foie reconnaissent plusieurs causes, n'ayant entre elles aucun lien. Ici, c'est une altération du cœur, là, une influence paludéenne, ailleurs, des désordres de l'estomac et des intestins qui les engendrent ; mais le plus souvent c'est aux excès de table, en solides et en liquides, à la lithiase biliaire, au diabète, qu'on doit la genèse de cet état morbide.

Quel que soit son point d'origine, la congestion du foie se présente constamment sous le même aspect : teinte légèrement sub-ictérique des tissus, augmentation du volume du foie, surtout du lobe droit, avec tension dans l'hypocondre, troubles gastro-intestinaux et apyrexie.

Si les congestions passives du foie sont communes en Europe, elles le sont bien davantage dans les pays tropicaux. C'est la maladie coloniale banale par excellence, et les circonstances qui la provoquent sont les mêmes que dans la Métropole : alimentation sur-azotée, abus des spiritueux et en plus influence climatérique néfaste. Toutefois, les symptômes objectifs en sont plus marqués, et la marche de l'affection est plus rapide. Dans les zones tempérées, la congestion chronique du foie conduit peu à peu à la cirrhose atrophique et même, pour beaucoup de cliniciens, elle constitue le premier degré en cette entité morbide. Dans les zones torrides, cette terminaison s'observe également, mais elle conduit aussi souvent à l'hépatite aiguë.

Toutes les espèces de cirrhose se rencontrent à Vichy ; mais trois variétés principales semblent dominer. La plus commune est assurément la forme atrophique, l'hypertrophique est moins fréquente et la syphilitique encore plus rare ; quant à la cardiaque et à la paludéenne, elles sont exceptionnelles. Cinq ordres de symptômes dominent toute la scène morbide. Ce sont : les troubles gastro-intestinaux, la teinte sub-ictérique ou ictérique de la peau, la diminution ou l'augmentation de volume du foie, l'ascite, les hémorrhagies diverses.

La cirrhose atrophique est décrite depuis longtemps, j'en dirai autant de la syphilitique ; quant à l'hypertrophique, elle est de date récente. C'est depuis les remarquables travaux d'Ollivier et surtout d'Hanot que cette affection a pris définitivement rang en pathologie.

Quel que soit le livre de médecine qu'on ouvre, on voit que

le pronostic de la cirrhose atrophique est presque toujours
funeste. Il est certain que ce processus morbide est de la
plus haute gravité, parce qu'il retentit vivement sur les
organes voisins et même sur l'économie tout entière ; mais à
conclure de là qu'il est fatalement incurable, il y a loin. A
la période de début, si la cirrhose ne rétrocède pas et n'est
que partielle, elle peut rester stationnaire durant plusieurs
années et n'aboutir que tardivement à la cachexie ; et
quelquefois même on peut l'éviter. A la période d'état,
lorsque l'ascite n'est pas très considérable, elle peut se
résorber, et le malade regagne ainsi le terrain qu'il avait
momentanément perdu. Si l'épanchement devient très abondant, il est certain que les chances de succès diminuent,
mais même alors toute guérison n'est pas impossible. J'ai
vu, en 1885, un malade âgé de quarante-cinq ans environ
qui avait subi quarante-huit ponctions successives pour
une ascite d'origine hépatique. Il jouissait d'une santé
générale excellente. Le nombre de ponctions qu'il avait
subies m'avait paru tellement excessif que j'écrivis à son médecin. Mon confrère me répondit sur-le-champ que la narra-
tion du malade était entièrement fidèle. Je constatai, il est
vrai, que le foie était encore petit, mais il n'y avait pas de
liquide dans l'abdomen, et en outre toutes les fonctions
s'exécutaient librement. Il y avait plus d'une année qu'il
avait été ponctionné pour la dernière fois, et rien n'indi-
quait que la sérosité eût de la tendance à se reproduire.

Le tableau symptomatique de la cirrhose hypertrophique
est plus imposant que celui de la forme atrophique. Le foie
et la rate sont notablement augmentés de volume dans
toutes leurs parties ; il y a des troubles gastro-intestinaux
sérieux et persistants, de l'ictère chronique, de l'amaigrissement, de la déperdition notable des forces et enfin de
l'héméralopie. Le pronostic de la cirrhose hypertrophique
est infiniment plus grave que celui de la forme précédente ;

cependant, j'ai vu maintes fois des améliorations durables, et, si je n'ai pas encore observé de guérisons certaines, c'est probablement à cause du petit nombre de faits qui me sont passés sous les yeux.

Si on taxe encore d'incurabilité ces deux variétés de cirrhoses, on est moins affirmatif en ce qui concerne la cirrhose syphilitique. Dans cette dernière maladie, la terminaison par la guérison n'est pas rare. Je me souviens avoir vu, il y a vingt ans, un habitant de Lyon atteint de cirrhose syphilitique avec ascite assez abondante ; je reconnus le caractère spécifique de l'affection hépatique à des exostoses multiples et à des antécédents morbides, qui ne laissaient aucun doute sur la nature des accidents qu'il avait éprouvés autrefois. Sous l'influence de l'iodure de potassium, des frictions mercurielles et de l'Eau de Vichy, il guérit très rapidement. Depuis, j'ai eu de ses nouvelles, et on m'a annoncé que les désordres qui, en 1885, avaient amené ce malade à nos thermes, n'avaient plus reparu. Dans ce cas, quelle part revient au traitement alcalin ? Je l'ignore ; toutefois, il est bon de rappeler que cet homme absorbait depuis longtemps du mercure et de l'iodure de potassium sans résultat évident.

J'ai vu si souvent des cirrhotiques améliorés par le traitement de Vichy sur place, et cette amélioration persister durant un long laps de temps, que je n'hésite pas à l'appliquer toutes les fois que l'occasion se présente. Améliorer n'est pas guérir ; mais dans les maladies chroniques on soulage plus souvent qu'on ne guérit pas. A la première période de la cirrhose, alors qu'il n'y a pas encore d'épanchement de sérosité dans l'abdomen, abandonner la maladie à sa marche naturelle, ce serait commettre une faute impardonnable, d'autant plus qu'avec un traitement rationnel et une bonne hygiène on peut obtenir la guérison.

Examinons maintenant quelle doit être la règle thermale

dans les congestions chroniques du foie et les scléroses de cet organe.

Alors que les symptômes ne se traduisent encore que par des troubles digestifs légers, un peu d'amaigrissement, une teinte très faiblement jaune des conjonctives et des téguments, une hypermégalie du foie peu étendue, le traitement alcalin doit être identique dans la congestion chronique et les cirrhoses du foie. A ce moment-là, il n'est pas toujours facile de se prononcer. Cependant, dans les congestions hépatiques, l'accroissement du viscère ne porte guère que sur un lobe, le droit principalement ; souvent même cette augmentation de volume est limitée à une zone peu étendue, tandis que, dans la cirrhose à la première période, l'hypertrophie frappe l'organe tout entier. De telle sorte que, quand on se trouve en présence d'une congestion passive du foie, on ne sait jamais au juste si elle ne deviendra pas une cirrhose dans un laps de temps indéterminé. Quoi qu'il en soit, l'appropriation thermale est identique dans les deux cas.

La Grande-Grille est la source consacrée dans ces désordres circulatoires et ces altérations cellulaires du plus vaste et de l'un des plus importants des viscères de l'abdomen. La tolérance du foie pour cette eau est admirable ; il en est même avide. On l'administrera à doses progressives ; on commencera par trois verres et on arrivera rapidement à cinq ou six. *Au reste, les doses seront d'autant plus élevées — toutes choses égales d'ailleurs — que l'organe sera plus volumineux, que son tissu sera plus consistant et que l'affection sera plus invétérée.* Comme pratique externe, l'hydrothérapie sera préférée au bain, parce que nulle application externe n'est plus susceptible qu'elle de rappeler les forces, de régulariser les fonctions circulatoires, de faire dégonfler le foie en un mot. Cependant nous devons formuler les réserves les plus expresses, lorsqu'on se trouvera en présence d'une hyperémie du foie relevant d'une affection cardiaque. Dans ces cas, on devra observer les plus grands ménagements, car une guérison radicale est impossible à obtenir et de grands dangers sont à craindre du côté de la circulation générale.

Si l'ictère s'accompagne de démangeaisons vives comme dans la cirrhose hypertrophique, on aura recours, pour calmer le prurit, aux douches tempérées ou chaudes de trois à cinq minutes de durée. J'ai employé souvent ce moyen et en ai presque toujours retiré d'excellents effets. Cependant, il est des cas assez nombreux où il résiste avec opiniâtreté à tous les procédés thermaux. On est obligé de recourir alors au bromure de potassium et au sulfate d'atropine. Ce dernier médicament a donné de bons résultats entre les mains de Nicolas.

La douche ascendante rectale constitue, dans les congestions chroniques et les cirrhoses du foie, un facteur important de thérapeutique thermale, parce que c'est un moyen puissant d'irriguer ce viscère, d'introduire dans son tissu une quantité d'eau minérale qu'on ne pourrait pas absorber impunément par la voie buccale. D'abord, lorsqu'il existe concurremment des troubles gastro-intestinaux se traduisant par des coliques vagues, par de la diarrhée ou de la constipation, l'entéroclyse y remédie d'une façon aussi certaine que dans ceux qui sont de nature essentielle; puis, la muqueuse intestinale constitue une voie d'absorption qu'il est bon d'utiliser dans le traitement hydro-minéral des affections chroniques du foie. Afin d'en faire saisir toute l'importance, nous allons entrer dans quelques considérations d'anatomie normale et pathologique.

La plus grande partie du sang veineux de l'estomac et de l'intestin se rend au foie par la veine Porte. Une de ses trois branches principales d'origine, la mésentérique inférieure, charrie le sang de tout le segment gauche du gros intestin. Elle s'étend du rectum, où elle fait suite aux plexus hémorrhoïdaux jusqu'à la face postérieure de la tête du pancréas, où elle se réunit avec la veine splénique. Dans ce long trajet, elle recueille les trois veines coliques gauches qui lui apportent le sang veineux de la plus grande partie du rectum, de l'S iliaque, du colon descendant et de la moitié gauche du colon transverse.

La veine mésentérique supérieure répond par son extrémité inférieure à la terminaison de l'intestin grêle et par son extrémité supérieure à la face postérieure du pancréas. Cette veine reçoit par sa concavité les trois veines coliques droites qui proviennent de la portion ascendante du gros intestin et de la moitié droite du colon transverse ; par sa convexité, toutes les veines de l'intestin grêle. Tous ces vaisseaux afférents s'anastomosent plusieurs fois entre eux, au sortir de l'intestin et forment deux ou trois séries d'arcades, rappelant exactement les arcades artérielles correspondantes.

La veine splénique amène le sang noir de la rate, celui de la grande courbure de l'estomac par la veine épiploique gauche, enfin le sang des veines gastriques, *alias* vaisseaux courts.

Des trois veines dont nous venons de parler, la mésentérique inférieure et la splénique se réunissent au niveau du bord supérieur du pancréas et constituent un tronc unique qui, après un parcours de trois ou quatre centimètres se réunit à son tour à la veine mésentérique supérieure. Le tronc qui résulte de cet abouchement est la veine Porte proprement dite, qui s'engage ensuite dans l'épiploon gastro-hépatique et pénètre dans le foie. Durant ce court trajet, elle reçoit directement de l'estomac la gastro-épiploïque droite, qui longe de gauche à droite la grande courbure de ce viscère et la veine coronaire stomachique qui suit dans le même sens la petite courbure ; enfin la veine pylorique qui provient des deux faces du pylore. Toute cette masse sanguine se disperse dans le foie et se rend ensuite dans la veine cave inférieure par les veines sus-hépatiques (1).

De toutes ces considérations anatomiques, il ressort qu'à l'état normal le système veineux intestinal est plus riche que celui de l'estomac, et que la surface absorbante de ce dernier est moins étendue que celle de l'intestin, de sorte que par la voie rectale un liquide médicamenteux pourra atteindre le parenchyme du foie et l'imprégner avec autant de sécurité et en plus grande proportion que par la voie buccale. L'absorption par les veines de l'intestin ne sert pas alors seulement d'adjuvant à celles de l'estomac, mais elle renforce leur action.

Dans les congestions chroniques du foie et les cirrhoses — notamment la forme atrophique, — la circulation intérieure de l'organe est enrayée en partie ou en totalité. Les veines intra-lobulaires, péri-lobulaires et sus-hépatiques qui font suite directement ou indirectement à la veine Porte, et servent ainsi de trait d'union entre cette dernière et la veine cave inférieure, sont plus ou moins obstruées. Il s'ensuit que le sang veineux des viscères abdominaux est obligé de chercher une autre issue pour pénétrer dans la circulation générale. Le système Porte accessoire lui fournit ce chemin. Pour l'estomac, il existe au niveau du cardia une veine par laquelle les radicules de la coronaire stomachique se mettent en relation avec les veines œsophagiennes, qui vont se déverser soit dans les intercostales soit dans les azygos.

L'intestin est beaucoup plus riche en anastomoses de ce genre. Tout d'abord, on trouve la veine hémorrhoïdale supérieure, branche d'origine de la veine Porte. Elle entre

(1) Sappey, *Anatomie descriptive.*

en communication avec les hémorrhoïdales inférieures qui se jettent dans la veine honteuse interne, et de là dans l'hypogastrique. Il existe un autre groupe anastomotique bien plus puissant, c'est le système de Retzius. On le trouve dans les parois mêmes du tube intestinal, où les radicules des veines mésentériques communiquent avec celles de plusieurs petits troncs indépendants qui, au lieu de se diriger vers le foie, se rendent soit dans la veine cave inférieure, soit dans l'un de ses affluents (1).

Il résulte de cet exposé qu'en cas d'oblitération des veines intra et sus-hépatiques, le sang, pour arriver aux veines cave supérieure et azygos, a plusieurs voies pour l'intestin et une seule pour l'estomac. De cette façon, l'introduction de l'Eau de Vichy par le rectum fournira, dans les congestions chroniques du foie et les cirrhoses, un appoint médicinal plus important à la cellule hépatique que par la voie buccale, surtout si le malade peut conserver un certain moment le liquide de la douche ascendante. Aussi, je n'hésite jamais à conseiller cette méthode thérapeutique, chaque fois que la circulation intra-hépatique est gênée ou que la cellule est menacée dans sa vitalité. De cette manière, le tube digestif tout entier coopère à l'absorption des principes médicamenteux : l'estomac pour une part, le gros intestin pour une autre, et l'intestin grêle pour la troisième.

Après cette digression revenons à notre sujet.

A la seconde période, lorsqu'il y a ascite, que le foie est atrophié d'une façon sensible, que l'amaigrissement est très prononcé, les chances de succès sont beaucoup moindres. Toutefois, je ne pense pas que les Eaux de Vichy soient formellement contre-indiquées, mais leur application exige des tempéraments et des compléments. On n'administrera l'hydrothérapie qu'avec prudence, et même, si

(1) Sappey, *Anatomie descriptive.*

l'épanchement est abondant, on y renoncera ; on n'emploiera pas davantage la balnéation qui affaiblit sans profit ultérieur. On prescrira l'eau de la Grande-Grille à doses modérées, et, si l'on soupçonne l'existence de la syphilis, on prescrira l'iodure de potassium et les frictions mercurielles. Sous l'influence de cette thérapeutique, il n'est pas rare de voir l'épanchement se résorber complètement et ne reparaître que longtemps après. Il arrive souvent que, malgré tout, l'ascite augmente ; si cette éventualité se produit, il faut recourir, sans hésitation, à la paracentèse. On pourra reprendre ensuite le traitement thermal sans inconvénient, on pourrait presque ajouter avec plus de sécurité et de certitude.

On a prétendu que les Eaux de Vichy augmentaient le volume de l'ascite ; cette opinion, qui est assez accréditée dans le public, ne repose sur aucun fondement. Tout ce qui peut survenir de plus fâcheux, c'est que, malgré elles, l'épanchement subisse un accroissement notable par le fait même de la cirrhose et parvienne à gêner la circulation thoracique. Quand l'ascite se complique d'œdème des membres inférieurs et que cet œdème est considérable, le plus sage est de s'abstenir ; s'il est localisé aux pieds seulement, on peut intervenir, on le doit même.

Le régime applicable aux congestions du foie et à la cirrhose, quelle que soit son espèce, est uniforme, tant qu'il n'y aura pas de l'ascite. Il consistera en bouillons et potages maigres, légumes verts et laitage en abondance, viande blanche, poisson, fruits, pain en petite quantité, très peu de féculents ou de pâtisseries. On exclura la charcuterie, le gibier, la chair de bœuf et de mouton — ce dernier surtout — le vin, auquel on substituera l'eau en qualité de boisson de table. On autorisera une tasse de café après l'un des repas, mais on défendra énergiquement l'usage des spiritueux.

Lorsqu'on constatera dans la cavité abdominale un épanchement de sérosité appréciable, on instituera sans hésitation le régime lacté exclusif. Si, au contraire, l'ascite est faible, on permettra en outre un potage maigre, un peu de viande blanche et de légumes, à l'un des deux repas seulement.

Les effets immédiats de la cure ne se font pas longtemps attendre dans les congestions chroniques du foie et les cirrhoses. Dès les premiers jours, on constate une amélioration notable des voies digestives. Quant à l'hypérémie en elle-même, lorsqu'elle ne remonte qu'à quelques mois ou même à une année — ce qui, du reste, est assez difficile à établir, à cause de l'obscurité des commémoratifs, — et que le volume du foie n'est pas très considérable, on peut préjuger une diminution rapide et presque un retour à l'état normal avant la fin de la saison. En ce qui concerne les douleurs sourdes qui accompagnent d'ordinaire les congestions, elles ont généralement de la tendance à s'accentuer, au début du traitement; mais elles ne tardent pas à s'apaiser. D'autre part, la teinte sub-ictérique pâlit, les urines deviennent plus claires. Si la congestion est de date ancienne, si l'hyper-mégalie porte sur la plus grande partie de l'organe, si elle est très prononcée, il ne faut guère compter sur des résultats palpables pendant la cure. C'est tout au plus si le foie remontera de un ou deux centimètres.

Les effets médiats sont plus saisissables. A Vichy, nous ne pouvons guère apprécier les différences de hauteur du foie que d'une année à l'autre. Durant toute la période intermédiaire, ce n'est qu'exceptionnellement que nous sommes appelés à vérifier l'efficacité du traitement thermal. Si, par la force même des choses, notre contrôle est éloigné, les données qu'il fournit n'en sont que plus complètes.

Dans toutes les congestions qui se traduisaient l'année précédente par une augmentation de longueur de trois à quatre centimètres des lignes mamelonnaire et axillaire, on constate le plus souvent que le foie n'est pas abaissé, qu'il a repris à peu près ses dimensions naturelles, en un mot qu'il ne dépasse plus le rebord des fausses côtes. Le résultat est moins appréciable dans les congestions où l'augmentation atteignait cinq à dix centimètres avant l'usage des Eaux ; il y a presque toujours dans ces cas diminution notable de volume, mais l'hypermégalie n'en persiste pas moins, avec son cortège habituel de symptômes. Le malade est amélioré et non guéri ; il faudra recourir à plusieurs autres saisons consécutives pour enrayer définitivement le mal, ce qui manquera rarement de se produire.

Dans les cirrhoses atrophiques, il est difficile de comparer la hauteur du foie entre deux cures séparées par une année d'intervalle, parce que les différences de mensuration variant entre un ou deux centimètres, sont sujettes à erreur. C'est par l'amélioration de l'état général qu'on constatera l'amélioration de l'état local. Au lieu de continuer à maigrir, le malade engraisse, son teint s'éclaircit, il prend des forces et peut se livrer à ses occupations habituelles.

La lithiase biliaire est une affection aussi commune que les accidents auxquels elle donne naissance sont rares. Qu'on examine, en effet, la vésicule des vieilles femmes de la Salpêtrière, ayant succombé à une maladie intercurrente, presque constamment on la trouvera remplie de concrétions de cholestérine ; il est vrai que chez les vieillards de Bicêtre, elles font assez souvent défaut pour qu'on puisse avancer sans hésitation que les calculs biliaires sont l'apanage de la femme et de la sénilité.

Les troubles que la cholélithiase apporte dans l'économie sont de deux ordres : tantôt peu accusés et lents, ils se traduisent par des malaises digestifs de faible importance ; tantôt, au contraire, violents et soudains, ils consistent en des souffrances aiguës très pénibles, comparables en intensité aux coliques néphrétiques. Tant que les calculs ne cherchent pas à quitter la vésicule biliaire, ces souffrances ne sont pas à redouter ; mais, lorsque sous une influence quelconque l'un d'eux traverse le canal cholédoque pour se rendre dans l'intestin, elles apparaissent brusquement, se terminant de même. C'est à ce phénomène douloureux qu'on a réservé la dénomination de colique hépatique.

Cet accident procède par attaques isolées ou successives, selon qu'un ou plusieurs calculs s'engagent dans le canal cholédoque. C'est pour prévenir le retour de ces attaques que sont conseillées les Eaux minérales alcalines.

Ce sont les médecins français qui ont le mieux étudié et compris la colique hépatique ; leurs efforts ont porté leurs fruits, car il n'est pas d'affection contre laquelle la thérapeutique ait plus de prise. Parmi les praticiens de Vichy qui ont le mieux décrit les accidents de la lithiase biliaire, nous citerons Petit, Willemin et Sénac. Voulant rendre à la mémoire du premier le tribut d'éloges qu'on lui a toujours refusé, je reproduis textuellement sa description si vraie de la colique hépatique : « Lorsque, par une cause quelconque, un calcul vient à s'engager dans les canaux biliaires, ce qui arrive presque toujours sans aucun symptôme précurseur, au milieu de la meilleure santé, souvent après un repas, les malades sont pris brusquement d'une douleur vive, lancinante, quelquefois déchirante, insupportable, ayant son siège dans l'hypocondre droit, près de l'épigastre, et souvent en même temps, et quelquefois plus vive encore à la partie correspondante du dos. Cette douleur, dont la violence est souvent si grande, que les traits du malade en sont à l'instant même décomposés, provoque quelquefois des nausées, des vomissements ; elle arrache au malade des plaintes, des gémissements continuels, lui fait même souvent pousser des cris aigus, et imprime alors à tout le corps une agitation que rien ne peut plus calmer, en même temps que le malade ne laisse plus échapper que des paroles de découragement et de désespoir. Ces angoisses ne seraient pas supportables si elles étaient continues. Quelquefois la douleur diminue par instant d'intensité, pour redoubler ensuite ; d'autres fois elle cesse même tout à fait durant quelques secondes ou quelques minutes, et, lorsque les malades commencent à espérer qu'ils en sont débarrassés, elle reprend souvent avec plus de violence que jamais. C'est enfin une sorte d'accouchement, mais un accouchement parfois bien cruellement douloureux. »

Nous ajouterons quelques traits à ce tableau si exact.

Pendant les accès, la partie supérieure de l'abdomen est si sensible, que le malade ne peut supporter le contact du corps étranger le plus léger. A cet effrayant cortège, viennent se joindre les vomissements et la dyspnée.

Au début, les vomissements sont alimentaires ; mais, au paroxysme de l'accès, ils deviennent soit bilieux soit muqueux. Quant à la dyspnée, elle n'apparaît guère qu'au moment où les souffrances sont le plus vives. Le diagnostic de la colique hépatique classique est très facile. Il n'est pas nécessaire pour cela de rechercher la présence des calculs dans les selles, ni de se demander si le malade deviendra jaune après la crise ; il suffit de s'enquérir des points où la douleur est le plus pénible. Ce maximum est généralement assez facile à déterminer.

Il y a trois points de prédilection : le cystique, l'épigastrique, le dorsal. Un quatrième, le point scapulaire, est moins constant. On ne l'observe guère que dans le cinquième des cas environ.

Le point cystique correspond au bord inférieur du grand lobe du foie, en bas et à droite de l'appendice xiphoïde, à dix centimètres environ de la pointe de cet os. C'est en glissant la pulpe de l'index entre le rebord des cartilages costaux du côté droit et la paroi abdominale antérieure, qu'on parvient à le déterminer le plus exactement.

Le point épigastrique ne fait jamais défaut. Il apparaît

dès le début de l'accès ; il consiste tantôt en une barre transversale, qui s'étend depuis le rebord des fausses côtes gauches jusqu'à celui du côté opposé ; parfois cette barre suit une direction diamétralement opposée, elle part de l'appendice xiphoïde et descend vers l'anneau ombilical. Que cette barre soit transversale ou verticale, son maximum douloureux se trouve assez exactement situé sur la ligne médiane, à un ou deux travers de doigt au-dessous de l'appendice xiphoïde. La souffrance revêt différents caractères. Ici, c'est un poids qui comprime la région épigastrique ; là, c'est une sensation de brûlure, de tiraillement.

L'existence du point dorsal a été signalée pour la première fois par M. Vidal, dans une communication à la Société de Biologie ; il l'appelle « point de correspondance » et le place sur l'apophyse épineuse de la quatrième vertèbre dorsale.

Je le crois plus bas ; généralement, en effet, je l'ai trouvé compris entre l'apophyse épineuse de la septième vertèbre dorsale et celle de la dixième. Il correspond assez exactement au point épigastrique, de telle sorte que, si l'on introduisait une aiguille par ce dernier, l'apophyse épineuse par où elle sortirait se trouverait être le maximum du point douloureux du dos.

C'est au début même de la colique hépatique qu'il apparaît avec la cardialgie, et il ne cesse qu'avec la fin de l'accès. Il acquiert parfois une intensité telle que les malades sont obligés de se courber en avant pour en amoindrir l'acuité. La douleur est spontanée, comme pour les points cystique et épigastrique ; mais elle s'exaspère par la pression ; et lorsqu'on appuie sur l'apophyse épineuse, elle se fait sentir vive, térébrante avec accompagnement de cris.

Quand il est permis de constater l'existence de ces trois points douloureux, on peut être à peu près certain qu'on a affaire à un accès de colique hépatique. Lorsque le point scapulaire existe, toute incertitude doit cesser : il y a migration d'un calcul biliaire.

Le point scapulaire, qui est moins constant que les précédents, siège à l'angle inférieur de l'omoplate du côté droit. Quélquefois aussi le maximum de la douleur est localisé sur l'acromion ou sur l'épine de l'omoplate, de telle sorte que son siège n'est pas absolument fixe. Il s'accompagne parfois de troubles bizarres, qui sont des fourmillements dans les extrémités des doigts de la main droite, de la sensibilité dans les os du coude, et notamment dans l'épitrochlée.

Le point scapulaire est l'indice d'une affection hépatique, et peut se rencontrer dans les maladies du foie autres que la lithiase biliaire.

Les accidents douloureux des calculs du foie ne se traduisent pas constamment par des attaques complètes, présentant à l'observateur tous les points que nous venons d'énumérer ; il y a souvent des formes frustes, parmi lesquelles la gastralgie occupe le premier rang.

On s'est demandé longtemps si la colique hépatique était toujours de nature calculeuse. Les discussions auxquelles on s'est livré n'ont pas éclairé beaucoup la question. Les partisans de la théorie nerveuse, forts de ce qu'on ne trouve pas toujours le corps du délit dans les déjections, auront pendant longtemps encore des adeptes. Mais de ce qu'on ne rencontre pas dans les matières fécales de cholélithes, il ne s'ensuit pas qu'il n'en soit point arrivé dans l'intestin. Dans cette seconde partie de son parcours, le calcul peut séjourner quelque temps avant d'être amené au dehors, et comme l'examen des excréments n'a lieu généralement que plusieurs jours après l'accès, il en résulte que sa présence peut passer complètement inaperçue. De plus, ces recherches ne sont pas constamment exécutées avec toute la rigueur désirable, de telle sorte que l'absence du cholélithe n'indique pas la nature nerveuse de la colique hépatique,

Comment expliquer cette soudaineté dans l'apparition et la disparition de l'attaque ? Il est difficile de comprendre l'ictus lithiasique autrement qu'avec l'existence d'un corps étranger, engagé dans le canal cholédoque, et s'acheminant lentement vers l'ampoule de Vater. Quand il s'arrête dans sa course, l'accès diminue d'intensité ; lorsqu'il avance, les douleurs reprennent pour se terminer au moment où il tombe dans l'intestin.

On a tâtonné longtemps avant de mettre la main sur la formule curative des calculs biliaires : Borrichius se servait de l'eau chaude ; après lui, Hoffmann et Morgagni employèrent l'eau à la température ambiante pour dissoudre les cholélithes. Les résultats heureux qu'ils signalèrent ne purent néanmoins entraîner la conviction générale. On pensa que l'un et l'autre avaient expérimenté sur de la bile concrète et non pas sur de véritables concrétions. On avait raison, car la cholestérine n'est point soluble dans l'eau, quelle que soit sa température. Cependant, M. Bouchard conseille encore les boissons aqueuses, non comme lithontriptiques, mais comme cholalogues.

Muller prétendait, avec raison, que le sel de nitre était le meilleur agent dissolvant. Poulletier de la Salle préconisait l'esprit de vin. Dans une communication qu'il adressa à la Société royale de Médecine, en 1777, il avança qu'en faisant filtrer de l'esprit de vin, chargé de la matière des concrétions biliaires, il avait trouvé une grande quantité de sels qui ressemblaient beaucoup au sel sédatif. Il ne vit pas de substance semblable dans les concrétions biliaires des bœufs.

Boerhaave vantait l'essence de térébenthine ; Valisnerius, le mélange d'alcool et d'essence de térébenthine. A des degrés divers, toutes ces préparations amélioraient la situation des malades, mais il était réservé à Durande, médecin à Dijon, d'indiquer non seulement le meilleur lithontriptique, mais encore de trouver la véritable médication de la lithiase biliaire. C'est une erreur de croire qu'il se borna à administrer à ses malades son mélange d'éther et de térébenthine; dans une communication qu'il fit à la Société royale de Médecine, en 1779, il établit nettement les règles du traitement des calculs biliaires.

« Avant d'employer, dit-il, l'association de l'éther et de la térébenthine, il faut user de tous les moyens propres à diminuer la chaleur. On saignera, on prescrira deux bains par jour. Le patient absorbera ensuite, chaque matin, un cinquième et quelquefois un quart du mélange. Après la prise de ce remède, on boira du petit lait ou du bouillon de veau. » Les sucs d'herbes rafraîchissantes, les Eaux de Vichy et de Contrexéville, la tisane de racine de bouillon blanc, constituaient la seconde partie du traitement, et n'étaient employés qu'après l'éther et la térébenthine, rarement en même temps. Avant d'administrer les purgatifs, il attendait que les concrétions fussent dissoutes ; sans cette précaution on s'expose, ajoutait-il, à provoquer des coliques violentes. Enfin, il instituait un régime sévère, consistant en volailles rôties, herbages, farineux, boissons délayantes, etc.

A part les saignées, c'est à peu près le traitement que l'on conseille de nos jours.

La méthode de Durande a joui d'une grande vogue pendant la dernière partie du xviiie siècle, et durant la première moitié du xixe. Sœmmering, Richter, Lavort en attestent tous l'efficacité. Mais à dater de 1850, elle fut vivement critiquée par Grisolle et surtout par Trousseau. Sans nier l'authenticité des faits signalés par Durande, ce dernier s'efforce, dans ses *Eléments de Thérapeutique*, de démontrer que parfois le diagnostic n'est pas établi d'une façon rigoureuse. Tout ce qu'il accorde à la médication éthérée et térébenthinée, c'est de soulager et de guérir parfois les malades atteints de calculs biliaires. Mais quant à reconnaître à cette médication une propriété dissolvante, il ne veut pas aller jusque-là. « Je rejette, dit-il, ces théories chimiques de la dissolution des calculs hépatiques, comme je rejette celle de la dissolution des calculs rénaux par les Eaux de Contrexéville, de Vals, de Pougues ou de Vichy. Je nie donc que la médecine ait la possibilité d'agir sur les uns et sur les autres quand ils sont formés. Ce qu'elle peut faire, c'est de solliciter leur expulsion en activant les sécrétions biliaires et urinaires dont les produits tendront à entraîner les concrétions qui se sont formées. Ce qu'elle peut faire surtout, c'est de prévoir le mal, qu'elle est impuissante à guérir, c'est d'empêcher la production des calculs, en astreignant le malade à un traitement régulier. »

Sans refuser aux observations rapportées par Durande, ni l'exactitude de leurs détails, ni la précision du diagnostic pour quelques-unes d'entre elles, Trousseau pense qu'avant d'attribuer au mélange d'éther et de térébenthine une propriété lithontriptique non équivoque, il aurait fallu constater un certain nombre de fois, dans la région correspondante à la vésicule biliaire, une tumeur offrant à la palpation une résistance inorganique, pierreuse ; si, dans ces cas, le mélange administré pendant quelque temps eût amené la disparition de la tumeur, on ne concevrait aucun doute sur la valeur dissolvante de cette mixture.

Dans l'état actuel de nos connaissances, ce qu'exige Trousseau est à peu près irréalisable. Il est rare, en effet, même chez les lithiasiques les mieux confirmés, que la vésicule biliaire fasse saillie sous la paroi abdominale, forme tumeur, et qu'on sente les calculs. Le fait de Petit, sans être unique dans son genre, ne s'est reproduit que très exceptionnellement. Willemin en a vu un tout à fait semblable. J'ai senti moi-même quatre fois le calcul chez des malades maigres, et deux fois chez des dames d'un certain embonpoint, mais il était situé dans le cholédoque et non dans la vésicule.

Dans son mémoire, Durande rapporte vingt observations de guérison par son traitement. Je connais quatre de ces faits pour les avoir attentivement lus. Le diagnostic me paraît exact dans trois cas ; le doute peut être permis dans le quatrième. Ces malades ayant été soumis au traitement éthéré et térébenthiné, leurs souffrances disparurent pour ne plus se renouveler.

Trousseau pense que, dans ces cas, c'est en prévenant le .mal, en empêchant la production de nouveaux calculs, en favorisant l'expulsion des anciens, qu'a agi le mélange. Il est probable que si cette mixture avait provoqué l'expulsion des anciens calculs, des accidents douloureux se seraient manifestés, et à la fin du traitement on aurait trouvé dans les selles des concrétions biliaires. Or, rien de semblable n'est signalé par Durande. Où les reproches de Trousseau paraissent plus fondés, c'est quand il dit : « Ce qui nous frappe dans les observations du médecin de Dijon, c'est la rapidité de l'action du remède et le caractère de l'élément de la maladie contre lequel cette action paraît surtout se manifester. En effet, c'est au symptôme douleur que le remède en question s'attaque principalement, c'est ce symptôme qu'il est en possession de mieux calmer qu'aucun autre moyen. »

Il est certain que Durande employait sa mixture surtout pendant l'accès de colique hépatique, c'est son tort ; mais il la conseillait aussi avant l'apparition de l'accès et longtemps après qu'il était terminé. Il supposait sans doute, qu'absorbée au moment même de la crise, elle pouvait désagréger les calculs engagés dans les conduits excréteurs de la bile, et que, par conséquent, elle réussissait mieux qu'aucun autre moyen à diminuer la durée et l'intensité des souffrances. C'était une erreur fort naturelle à l'époque où il vivait, mais rien ne donne à supposer que Durande attribuât à son remède une vertu calmante, en dehors de ses propriétés

dissolvantes qui sont admises par tout le monde aujour-
d'hui.

Bien qu'il dirigeât spécialement son attention du côté
des calculs biliaires, qu'il cherchât, par dessus tout, à en
obtenir la désagrégation, il voulait encore, une fois qu'il
la supposait opérée, prévenir le retour du mal, éviter les
rechutes et les récidives. Il semble reconnaître par là que
tout n'est pas fini avec la lithiase biliaire, qu'il reste une
prédisposition vicieuse à combattre, contre laquelle le mé-.
lange de térébenthine et d'éther est impuissant; il s'adresse
alors aux Eaux minérales.

Les alcalins sont rangés parmi les agents thérapeutiques
les plus puissants pour prévenir les manifestations douloureuses des calculs biliaires. Sous leur influence, les
coliques ne reparaissent que par intervalles de plus en plus
rares, diminuant chaque fois de durée et d'intensité, si bien
qu'à la longue elles finissent par cesser, surtout quand le
sujet est jeune et qu'il s'astreint à un traitement rigoureux.
L'efficacité des Eaux minérales alcalines est si grande dans
la cholélithiase qu'on est tenté de les regarder presque
comme un spécifique. Comment agissent-elles dans cette
affection ? Est-ce en provoquant la désagrégation des calculs
biliaires ou bien en prévenant leur formation ? C'est ce que
nous allons examiner.

Petit rapporte un fait qui, au premier examen, semblerait
indiquer que les alcalins ont sur les calculs biliaires une
action dissolvante manifeste. Il s'agit d'une dame qui, à la
suite d'une cure de quelques semaines, près de notre station
balnéaire, rendit dans ses selles une grande quantité de
débris, parmi lesquels on trouva des fragments distincts de
calculs biliaires, qui en avaient tous les caractères chimiques
et qui semblaient être le produit d'une sorte de broiement.

Le fait de Petit me semble peu probant. En admettant
que les fragments de calculs qu'on retrouva dans les selles

de cette malade fussent réellement des cholélithes en voie de désagrégation, rien n'indique que c'est à Vichy qu'elle est redevable de ce résultat, car l'action de nos Èaux est lente, insensible. Or, dans ce cas, c'est peu de temps après son retour chez elle, alors que les alcalins n'avaient pas encore pu produire tout leur effet, que cette malade rendit par les selles ces débris calculeux. Je crois plutôt que ces fragments de cholélithes étaient des calculs en voie de formation. Au reste, Petit n'accorde pas à ce fait, le seul qu'il ait observé dans le cours de sa longue carrière médicale, plus d'importance qu'il n'en mérite, car il ajoute que, les calculs biliaires étant constitués en grande partie par de la cholestérine fixe, ne sont pas susceptibles d'être attaqués par les alcalins ; donc il résulte qu'ils sont ordinairement expulsés en entier, sans aucune altération appréciable à leur surface.

Le fait suivant n'est pas plus concluant. Willemin avait perçu chez une dame de sa clientèle, fraîchement arrivée à Vichy, la présence de corps durs dans la vésicule biliaire distendue ; vingt jours après, ces concrétions ne s'y trouvaient plus. La tumeur vésiculaire était molle, dépressible, ne contenant plus que du liquide. Aucune crise de colique hépatique n'avait eu lieu dans l'intervalle ; seulement quelques douleurs sourdes avaient apparu dans l'hypocondre droit et à l'épigastre. Il faut donc que ces concrétions aient été dissoutes ou tout au moins désagrégées, ajoute-t-il, pour franchir, presque sans souffrances, le canal cystique.

Il ressort de cette citation que sous l'influence de l'Eau de Vichy, les coliques diminuèrent notablement d'intensité chez la malade de Willemin, puisqu'une semaine avant son départ, elles consistaient seulement en quelques douleurs sourdes à l'épigastre, et dans l'hypocondre droit, tandis qu'avant son arrivée les crises duraient en moyenne trois ou quatre heures. Mais rien ne prouve que les calculs contenus dans la vésicule, et qui avaient été sentis à la palpation au début du traitement thermal, aient été réellement dissous, bien que Willemin n'ait plus constaté les corps anguleux, qu'il avait primitivement observés huit jours avant la fin de la cure. Il est possible que, sous l'influence des douleurs relativement légères, survenues dans l'hypocondre droit et à la région épigastrique, ces concrétions aient été entraînées dans l'intestin pour être expulsées ensuite dans les selles. En passant au tamis les matières fécales de cette malade, après les préludes de crise qu'elle eut à Vichy, Willemin aurait pu dissiper tous les doutes, lever toutes les hésitations ; mais, comme cet examen indispensable n'a pas été fait, on ne peut pas conclure en faveur de la dissolution des calculs biliaires par l'Eau de Vichy.

Fauconneau-Dufresne prétend au contraire que les alcalins n'agissent pas sur le principe constitutif du calcul, mais sur le mucus et le pigment qui entrent dans sa composition.

Toutes les opinions que nous venons de relater, et bien d'autres que nous nous dispensons de mentionner, ne sont que de simples vues de l'esprit, à qui l'efficacité bien connue des alcalins dans la cholélithiase a donné naissance. Aucune d'entre elles, en effet, ne repose sur l'observation rigoureuse des faits cliniques, ni sur l'expérimentation directe. C'est une lacune que nous avons essayé de combler.

Nos recherches ont porté sur deux ordres de faits. Tout d'abord, nous avons voulu nous rendre compte jusqu'à quel point, l'éther et la térébenthine, soit isolément, soit associés, étaient des agents dissolvants des calculs biliaires, et s'il n'y avait pas dans la pharmacopée des corps jouissant de propriétés identiques. M. Bretet et moi, après avoir mis six grammes de chloroforme, autant d'éther, d'essence de térébenthine, de mixture de Durande, et d'alcool à 90° dans des flacons séparés, avons placé dans chacun d'eux cinq centigrammes d'un calcul biliaire, dur et composé de cholestérine, de cholépyrrhine, de pigment noir et de mucus. La température du laboratoire a été constamment de 13° ; et pendant tout le temps qu'a duré l'expérience, la pression barométrique n'a pas sensiblement varié. Voici ce que nous avons observé : en quinze minutes, le chloroforme avait produit la désagrégation à peu près complète du fragment de cholélithe, tandis qu'il fallut trois heures à la mixture de Durande, trois heures et demie à l'éther, et vingt et une heures à l'essence de térébenthine pour arriver au même résultat. Au bout de vingt-quatre heures, l'alcool à 90° n'avait pu en dissoudre que trois milligrammes. En conséquence, parmi les lithontriptiques des calculs biliaires, le chloroforme occupe incontestablement le premier rang, la mixture de Durande ne vient qu'en seconde ligne, l'éther en troisième, la térébenthine en quatrième ; l'alcool, enfin, tient la cinquième place.

Que se passe-t-il lorsqu'on se sert comme excipient d'eau alcaline ? Quand on place un calcul biliaire dans un flacon rempli d'Eau de Vichy, à la température ordinaire de l'appartement, voici ce qu'on observe : dans les trois ou quatre premiers jours, rien de particulier à noter ; mais à la fin de la semaine, surtout si on a soin d'agiter de temps en temps le liquide, il se détache du cholélithe des lambeaux de substance grisâtre. C'est la couche extérieure du calcul, son enveloppe. Cette matière est constituée par des mucosités, des détritus divers, des cellules épithéliales, qui proviennent soit du séjour du calcul dans la vésicule, soit de son passage à travers les intestins. Quant à la substance même du cholélithe (la bilirubine, la cholestérine et les sels biliaires), elle est inattaquée, elle reste entière. Aussi, lorsqu'au bout d'un ou deux mois, on retire le calcul du flacon d'Eau de Vichy où il était enfermé, on voit qu'il a conservé sa forme, sa dimension primitive, et si on le pèse, on trouve qu'à peu de chose près, il a le même poids qu'avant l'expérience. Cependant, lorsqu'on se sert d'un calcul mou, il se détache ordinairement au bout de quelques jours de petits fragments noirâtres qui tombent au fond du vase. Pour peu qu'on prolonge le séjour dans ce liquide, il se réduit en parcelles extrêmement ténues, il subit une véritable fragmentation.

En plaçant dans de l'eau ordinaire, à la température ambiante, des concrétions biliaires ayant le même poids, la même forme que les précédentes, aussi dures ou aussi molles qu'elles, on observe exactement les mêmes phénomènes qu'avec l'Eau de Vichy. Le calcul mou se pulvérise ; de celui qui se trouve résistant, il se détache de larges lambeaux de substance grisâtre. Dans les deux séries d'expériences, c'est un effet de macération qui ne ressemble en rien à la dissolution qui s'opère au contact de la térébenthine, du chloroforme ou de l'éther.

Les liquides alcalins donc n'ont aucune action sur les calculs de cholestérine, et cependant les Eaux de Vichy soulagent toujours et guérissent souvent les gens affectés de lithiase biliaire. Est-ce à cause de leur spécificité dans les manifestations de l'arthritis, ainsi que le veut Bazin, ou bien est-ce à cause de leur puissance élective sur les sécrétions et la circulation du foie, se traduisant chez le lithiasique par la régularisation du cours de la bile, par la déplétion des voies biliaires, par l'élimination des calculs qui peuvent y être contenus, et par la diminution rapide et constante de la congestion hépatique ? Avant de se prononcer, il faut se reporter à la théorie de la genèse des calculs biliaires.

Selon Frerichs, les biles acides sont seules capables d'engendrer les cholélithes. Cette acidité peut provenir de différentes causes : tantôt d'un ralentissement insolite du cours de la bile ; tantôt d'une alimentation trop substantielle ;

tantôt enfin d'une inflammation de la vésicule, qui a pour objet de déterminer une fermentation acide en présence du mucus sécrété dans des conditions pathologiques. Sous l'influence de cette acidité, les sels biliaires qui maintiennent la cholestérine et la bilirubine à l'état de dissolution se dédoublent et se déposent sous forme de glycocholate et de taurocholate de chaux. La cholestérine et la bilirubine se précipitent alors. Cette dernière en présence de la chaux, du pigment biliaire et des cellules épithéliales qui se trouvent en grande quantité dans la vésicule, se réunit à eux et forme le noyau de la concrétion. A son tour, la cholestérine se dépose autour de ce noyau : le calcul est constitué. En résumé, d'après Frerichs, les biles alcalines ou neutres ne sont pas susceptibles d'engendrer les cholélithes ; les biles acides seules en sont capables. Cette pathogénèse, qui repose sur des bases solides, est admise par Charcot, mais elle est insuffisante pour M. Bouchard.

Bien que la cholécystite primitive sur laquelle repose la théorie de Frerichs soit souvent fort problématique, il n'en est pas moins certain que les calculs de cholestérine ne se rencontrent guère que chez les gens à bile acide, et que c'est sous l'influence de cette acidité que la cholestérine et la bilirubine se déposent et deviennent un calcul. On devine dès lors comment agissent les alcalins dans la lithiase biliaire. Qu'ils soient absorbés en solution ou sous forme d'eaux minérales naturelles, ces médicaments font passer rapidement à l'état alcalin les liquides acides de l'économie. Il s'ensuit que la bile, en revenant alcaline d'acide qu'elle était, devient plus fluide et circule plus librement ; d'autre part, les sels biliaires ne se dédoublent pas, et par conséquent, la cholestérine et la bilirubine, se trouvant constamment maintenues en dissolution, ne se déposent pas dans la vésicule pour constituer des calculs.

Les alcalins, qui ont une action si manifeste sur le cours

de la bile, ont-ils une action aussi évidente sur sa sécrétion ?
M. Bouchard prétend que les alcalins diminuent la sécrétion de la bile, et que ce n'est pas en activant la fonction
du foie, mais en améliorant les fonctions digestives, en
augmentant l'alcalinité du sang et par conséquent de la bile
que la Grande-Grille de Vichy a guéri des milliers de
malades. Ce sont les eaux de Carlsbad que la théorie indique
de préférence, ajoute-t-il. Il ne nous appartient pas de faire
le parallèle de Vichy et de Carlsbad, de la Grande-Grille et
du Sprudel, ce parallèle du reste a été fait très consciencieusement par Souligoux. Mais en ce qui concerne l'action
cholagogue des Eaux minérales chaudes de Vichy, cette
action est certaine ; les Eaux froides étant trop vite éliminées
par les urines n'ont pas la même puissance, et doivent être
mises hors du débat. Si même on doit ajouter une foi
absolue aux expériences qui ont été exécutées sur des chiens
pourvus de fistules biliaires et soumis à une alimentation
uniforme, la Grande-Grille jouirait d'une action cholagogue
plus puissante que l'Eau de Carlsbad, ce qui ne surprendra
personne du reste.

En résumé donc, tandis que la mixture de Durande et le
chloroforme dissolvent les calculs de cholestérine, les alcalins
en préviennent la formation, régularisent le cours de la bile,
la fluidifient et paraissent même en augmenter la sécrétion.

Examinons maintenant quelle est la règle thermale à
observer chez les gens sujets aux coliques hépatiques.

En médecine, il n'y a guère d'axiomes, mais il y a des
règles dont on ne doit se départir que dans les cas d'urgence
absolue. En ce qui concerne la colique hépatique, voici la
conduite à tenir : autant que possible il ne faut commencer
le traitement thermal qu'à une époque éloignée du dernier
accès et si, pendant la cure, il survient des souffrances, il
faut discontinuer l'usage de l'Eau de Vichy. C'est donc
durant la période d'accalmie qu'on devra intervenir. Il est

vrai que parfois cette période intercalaire est très courte, les attaques se succèdant tous les huit ou quinze jours ; dans ce cas on devra saisir le moment où les attaques auront une violence et une durée moins grandes. Si on néglige cette précaution, on exposera le malade à des crises coup sur coup. On doit donc, avant de conseiller la cure, s'assurer de l'état du foie et de l'estomac, se rendre compte de leur susceptibilité morbide. Si, malgré ces précautions, il survient un accès, on le traitera par les moyens ordinaires. S'il est de faible intensité, le repos au lit, les cataplasmes de farine de lin suffiront le plus souvent ; s'il est de moyenne force, on recourra aux potions calmantes, aux lavements laudanisés ; enfin, s'il menace d'être long, ou si par sa violence il arrache des cris au malade, on fera une ou plusieurs injections sous-cutanées de chlorhydrate de morphine d'un centigramme chacune.

Afin de soustraire les malades à la funeste tendance qu'ils ont généralement à abuser de ce médicament, on lui a substitué le chlorhydrate de cocaïne, qui a un avantage sur la morphine, c'est qu'on s'habitue moins à lui. On se morphinise, on ne se cocaïnise pas ; mais il n'agit que sur le point douloureux qui est immédiatement en contact avec lui, de telle sorte que dans un accès de colique hépatique, où il y a trois et quelquefois quatre points douloureux, on est obligé de faire successivement plusieurs injections de cocaïne, tandis qu'une seule injection de morphine suffit. Il y a là évidemment un inconvénient ; aussi cette pratique est à peu près abandonnée.

Avant de conseiller la reprise du traitement thermal, il faut s'assurer minutieusement de l'état des organes qui ont souffert. Si la région épigastrique est encore très sensible, soit spontanément, soit à la palpation ; si le foie est douloureux, il faut attendre que ces désordres soient dissipés avant de recommencer la cure. En revenant à l'usage des

Eaux de Vichy, on provoquerait infailliblement un nouvel accès aussi long et aussi aigu que le précédent.

Certains médecins ne sont pas arrêtés par ces considérations ; je dirai même qu'ils semblent favoriser l'éclosion de nouveaux accès, car ils voient dans cette succession de souffrances un bien pour l'avenir, puisque tout accès suppose l'évacuation d'un ou de plusieurs calculs. Si, à la rigueur, on peut préconiser cette méthode dans la gravelle urique, afin d'éviter l'emmagasinement de concrétions pierreuses pouvant, à un moment donné, devenir le point de départ d'accidents graves, il ne doit pas en être ainsi dans la lithiase biliaire, car, dans cette dernière affection, les calculs de cholestérine ne sont pas fatalement destinés à provoquer des désordres, que même ils peuvent séjourner dans la vésicule sans provoquer de malaises de quelque importance. Je crois donc qu'il faut éviter le retour des accès, ménager la sensibilité du malade et ne recommencer la cure que quand tout est fini.

Le traitement thermal de la colique hépatique est plus complexe qu'on ne semblerait le croire. On s'adressera de préférence aux Eaux chaudes, à l'Hôpital d'abord et à la Grande-Grille ensuite. Si je recommande l'Hôpital en premier lieu, c'est que cette source m'a paru moins active que la Grande-Grille, plus facilement tolérable pour les estomacs irritables, et moins susceptible de réveiller les douleurs du foie. La Grande-Grille sera réservée pour la seconde partie de la cure, à cause de sa puissance cholagogue ; on ne s'explique guère cette puissance, car la Grande-Grille a la même composition chimique que les autres Eaux de Vichy, il est vrai que sa thermalité est beaucoup plus élevée. C'est probablement à cet excès de calorique qu'est due son action sur l'appareil biliaire. Quant aux doses de l'une ou de l'autre de ces sources, on les établira de la façon suivante : on commencera par quatre cents grammes par jour, et on arrivera progressivement à mille grammes, chiffre qui sera le plus souvent inutile de dépasser, si ce n'est dans les cas rebelles ou invétérés.

On préférera le bain à la douche ; on en donnera un chaque matin, court et tiède, et dans le cas où il y aurait indication de modifier le traitement externe, on se servira de la douche tempérée qui est moins perturbatrice. Lorsque la colique hépatique n'a plus reparu depuis plusieurs années, il n'y a pas d'inconvénient à prescrire la douche froide, afin d'activer la circulation hépatique, et de faire disparaître les dernières traces de la congestion. Au traitement thermal viendra s'ajouter le régime. Il consistera en bouillons et potages maigres, lait écrémé, viande blanche, légumes frais (sauf l'oseille et les épinards), poissons grillés, compotes, fruits. On exclura les fritures, tous les corps gras en général, le mouton et le porc en particulier, le gibier, les sauces et les pâtisseries. On ne mangera du bœuf rôti qu'une ou deux fois par semaine, et on absorbera peu de pain. Comme boisson de table on se servira de vin blanc léger additionné d'eau ordinaire ; après les repas, on s'abstiendra de café, thé, bière et liqueurs.

Il est de tradition, à Vichy, que trois saisons sont nécessaires pour éteindre à tout jamais la colique hépatique. Cette opinion ne repose sur aucun fondement ; si les premiers phénomènes douloureux sont de date récente, deux saisons de trois ou quatre semaines chacune sont suffisantes ; lorsque, au contraire, les coliques sont répétées et violentes, qu'elles ont une origine éloignée, cinq ou six saisons sont indispensables. Il vaut mieux aller au delà qu'en deçà.

Généralement le retour du malade dans son pays est salué par un ou plusieurs accès de colique ; il est à remarquer toutefois que ces accès sont plus courts et moins laborieux que les précédents. C'est dans les six semaines qui suivent le départ de nos thermes qu'il ressent ces souffrances. On les considère à juste titre comme un effet de la cure, et on ne s'en effraie pas. Pendant l'hiver, les accès sont plus rares et moins aigus ; cette atténuation ne fait que s'accentuer dans la suite.

Les complications inflammatoires de la lithiase biliaire, telles que l'angiocholite, la périhépatite, la cholécystite, contre-indiquent d'une façon formelle l'usage des Eaux de Vichy sur place, pendant toute la durée de leur période aiguë. Dans tous ces cas, il faut observer ponctuellement les règles générales que nous avons tracées pour toutes les affections fébriles. Mais une fois ces phlegmasies guéries, l'intervention thermale est nécessaire pour résoudre les produits inflammatoires qui se sont développés à l'intérieur des canaux biliaires ou à leur pourtour. Souvent j'ai vu des vésicules acquérir, par suite d'accès répétés de cholécystite, le volume du poing et devenir d'une dureté pierreuse. J'avoue que dans ces cas, j'ai hésité parfois sur la nature de ces tumeurs, bien que leur mobilité et leur caractère indolent éloignassent de moi toute idée de cancer. Presque constamment la médication alcaline a éclairé mon diagnostic en amenant la disparition de la grosseur que j'avais constatée dans l'hypocondre droit. C'est après une diarrhée bilieuse très abondante que se produisait le plus généralement cet heureux événement.

Les accès de colique hépatique s'accompagnent généralement de l'expulsion de boue, poussière, graviers ou calculs de cholestérine. Ils en sont rarement exempts ; mais il arrive parfois que le cholélithe, au lieu de franchir le canal cholédoque dans toute sa longueur, s'arrête à mi-chemin. Cette migration incomplète qui, sans être fort commune, est loin d'être exceptionnelle, devient la source d'accidents sérieux dont la médecine ne réussit pas toujours à triompher.

Dans la colique hépatique classique, l'ictère manque six ou sept fois sur dix, et, quand il se manifeste, il disparaît au bout de quelques jours, tandis que, s'il y a une migration incomplète de calcul, il ne fait jamais défaut et devient permanent d'emblée. Dans ce cas, le foie n'est pas toujours gros ni sensible, souvent même il conserve ses dimensions normales. Si le sujet est maigre ou n'est pas pourvu de trop d'embonpoint, on peut, par la palpation profonde, sentir le corps étranger à travers les parois abdominales. Il y a quelques années, j'ai pu faire une constation de ce genre, chez une malade dont j'ai publié l'observation dans le *Progrès médical,* et le diagnostic d'obturation du canal cholédoque par un gros calcul fut vérifié par l'autopsie. Cette migration incomplète est une source de douleurs expulsives, de troubles gastro-intestinaux inquiétants, d'angoisses qui rendent la vie intolérable. Dans ces cas, les Eaux de Vichy en bains et en boisson font merveille à cause de la poussée qu'elles provoquent à la fin de la cure ou après. Sous leur influence, l'appétit revient, les fonctions digestives s'opèrent mieux, l'amaigrissement s'arrête, les forces renaissent, enfin la teinte jaune s'efface. Néanmoins, pour obtenir ce résultat, il faut que la cure soit prolongée et que les doses d'eau minérale soient élevées. Cette amélioration, qui se transforme assez rapidement en guérison radicale, est ordinairement précédée d'un ou plusieurs accès de colique, qui, en poussant le calcul vers l'intestin, permettent alors à la bile de circuler librement.

Il y a quelques années, je reçus, à l'Hôpital de Vichy, un malade jeune encore, bien que paraissant déjà d'un certain âge à cause de son état d'épuisement. Son teint était jaune-verdâtre ; son foie dépassait de dix centimètres environ le rebord des fausses côtes droites ; la rate elle-même était tuméfiée. Il avait peu d'appétit et digérait mal ; amaigri et fatigué, c'est à peine s'il pouvait faire à pied un kilomètre sans être obligé de s'asseoir. En le questionnant, j'appris qu'il avait souffert précédemment de coliques hépatiques, qu'il en souffrait même encore tous les cinq ou six jours ; mais il ne put me montrer aucun gravier biliaire et me fournir ainsi une preuve authentique de ce qu'il avançait. En présence de cette obscurité des faits, un certain doute envahit mon esprit ; je portai à tort le diagnostic de cirrhose hypertrophique, et lui fis part de mes appréhensions sur l'issue de sa maladie. Il me répondit avec la plus grande assurance qu'il se trouvait sans ressources, qu'au lieu de subvenir aux besoins de sa famille il lui était à charge, et que dans ces conditions il lui fallait guérir ou mourir.

Poursuivant ensuite mon interrogatoire, j'appris qu'il était venu l'année précédente à Vichy, qu'il avait été envoyé à la Grande-Grille, qu'il n'avait pu absorber que trois ou quatre verres d'eau par jour, parce qu'il la tolérait mal, et que sa cure n'avait produit aucun effet appréciable. Je lui fis alors remarquer que cette dose me paraissait absolument insuffisante, qu'il fallait retourner à la Grande-Grille, attendu qu'une source peut ne pas être tolérée une année et l'être une autre, qu'il fallait commencer d'emblée par quatres verres, — deux le matin et autant le soir — en augmentant d'un verre par jour jusqu'à ce qu'il en fût autrement ordonné. En suivant cette marche ascendante et progressive, il put arriver jusqu'a dix verres, mais il ne put dépasser ce chiffre, car il vomit le onzième ; cependant, il put continuer cette dose jusqu'au dix-huitième jour de la cure. A partir de ce moment, il diminua de deux verres par jour, jusqu'à son départ. En quittant Vichy, il était dans le même état qu'à l'arrivée, peut-être même était-il encore plus affaibli.

L'année suivante, ce malade revint faire une nouvelle cure, et, en se présentant chez moi, il me posa à brûle-pourpoint cette question : « Docteur, me reconnaissez-vous ? » Je lui répondis négativement sans la moindre hésitation, car il n'avait plus le teint jaune, avait notablement engraissé, paraissait vigoureux et en parfaite santé. Il me rappela alors qu'il avait été soigné par moi l'année précédente à l'Hôpital, qu'il avait une maladie de foie et une jaunisse datant de plusieurs mois, et il m'indiqua le numéro du lit où il couchait. Ces renseignements circonstanciés m'ayant permis de le reconnaître d'une façon positive, je lui demandai ce qui s'était passé après son départ. Il me raconta que son état n'avait fait qu'empirer après sa cure jusqu'au mois de janvier, époque à laquelle un chirurgien avait proposé de pratiquer la laparatomie. Sa situation était si critique qu'il accepta résolument cette offre. Un peu avant de se soumettre à cette opération, il fut pris de douleurs abdominales dilacérantes qui persistèrent plusieurs jours. A partir de ce moment, la jaunisse diminua peu à peu, puis disparut, et le foie recouvra ses dimensions normales. Je l'engageai pourtant à faire une cure moins intensive que celle de l'année précédente, afin de prévenir le retour de l'affection dont il avait tant souffert. Il est de toute évidence que j'avais eu affaire, dans ce cas, à une migration incomplète d'un calcul biliaire qu'on n'avait pas trouvé dans les selles après la crise du mois de janvier, parce qu'on ne l'avait pas cherché.

Cette désobstruction du canal cholédoque se produit aussi pendant la cure, tant la poussée produite par les Eaux est énergique chez certains sujets. Il y a une vingtaine d'années, je reçus la visite d'une dame de Bayonne, déjà âgée, dont le teint était couleur de safran. Elle me raconta que huit mois auparavant elle avait eu plusieurs accès de colique hépatique, et que depuis ce moment elle avait de l'ictère et souffrait constamment du ventre, quoique modérément. Elle ne vivait que de lait, ne pouvant digérer aucun autre aliment ; malgré cela elle jouissait d'un certain embonpoint, mais elle était si affaiblie, qu'elle était contrainte de faire toutes ses courses en voiture. Je procédai alors à l'examen de ses organes abdominaux.

A l'épigastre, rien d'anormal, si ce n'est un peu de sensibilité à la palpation ; dans les hypocondres droit et gauche, pas d'exagération ou de diminution du volume du foie et de la rate. Quand on appuyait avec la main sur la masse intestinale on déterminait quelques souffrances qui se calmaient rapidement dès qu'on l'avait retirée. Je conseillai alors des bains — deux par semaine, — de l'eau de la Grande-Grille en boisson, à dose modérée. La cure marcha sans incident jusqu'au quinzième jour ; mais, à ce moment-là, il se produisit, à midi, des douleurs atroces à la région épigastrique qui gagnèrent bientôt tout l'abdomen et le dos, et s'accompagnèrent de vomissements incessants et de syncopes, dans l'une desquelles elle faillit succomber.

Je tâchai de calmer ces horribles souffrances, mais je ne pus y parvenir qu'incomplètement, car l'accès dura six ou sept heures. Le lendemain, la malade allait mieux, quoiqu'encore fort affaiblie, et les jours suivants l'ictère pâlit, les forces revinrent, la digestion s'améliora, et trois semaines après, cette dame retournait dans son pays, tout à fait blanchie. A mon grand regret les selles ne purent être tamisées les lendemain et surlendemain, à cause de l'insuffisance numérique du personnel de la maison ; mais je suis convaincu que, si cet examen avait pu être fait avec précaution, on aurait trouvé un ou plusieurs calculs biliaires.

Quand le corps étranger est trop volumineux pour franchir le cholédoque, le rôle du médecin est illusoire, il faut s'adresser au chirurgien. C'est à lui seul qu'incombe la tâche de rétablir le cours de la bile en enlevant l'obstruction.

Là s'élève une difficulté. A quel moment doit-on opérer ? Si la palpation permet de préciser le volume de l'obstacle, et de constater qu'il est trop gros pour gagner l'intestin sans occasionner d'accidents sérieux, il faut agir immédiatement. Malheureusement dans la pratique il n'est pas toujours commode d'arriver à cette précision. Dans ces cas obscurs ou douteux, il sera prudent de placer le malade en observation pendant plusieurs semaines et même plusieurs mois, et si son état reste stationnaire ou s'aggrave, il faudra pratiquer la laparotomie, car on ne doit pas laisser trop longtemps le cours de la bile suivre une direction anormale, les cholémiques, livrés à eux-mêmes, ne pouvant vivre plus de deux ans au maximum.

Quand l'obstruction est vaincue par la main du chirurgien, la jaunisse disparaît, les douleurs abdominales s'apaisent, les fonctions digestives s'exécutent librement, le malade revient à la vie, il engraisse. Vichy alors pourra lui être profitable. Quelques cures, à intervalles plus ou moins rapprochés, préviendront le retour des coliques et le mettront ainsi à l'abri des accidents infectieux qui s'y rattachent. Il importe peu que la plaie chirurgicale soit cicatrisée ou non ; assurément il serait préférable qu'elle le fût ; mais s'il y a une fistule extérieure, l'emploi de nos Eaux n'est pas contre-indiqué pour cela.

CHAPITRE VIII

Obésité

La polysarcie est un état pathologique caractérisé par l'hypertrophie générale du tissu adipeux. Chez l'adulte, le poids total de la graisse est d'environ deux kilogrammes, répartie un peu partout, sous la peau et les interstices musculaires principalement. Les régions privilégiées sont l'orbite, les joues, le menton, les mamelles, l'abdomen et les fesses. Dans l'obésité, ces couches graisseuses augmentent de volume, et acquièrent, notamment à l'abdomen, des dimensions énormes ; de plus, il s'en développe d'autres dans des contrées où le tissu adipeux n'existe, pour ainsi dire, qu'à l'état rudimentaire. Le péricarde jouit à ce point de vue d'une faveur toute spéciale.

L'hypertrophie partielle du tissu adipeux ne rentre pas dans le cadre de l'obésité. Le lipôme, la maladie de Dercum, les dégénérescences graisseuses des muscles, d'origine cérébrale ou médullaire, constituent autant d'affections particulières. En un mot, il n'y a pas d'obésité partielle.

Arrivé à une certaine période de la vie, l'homme prend physiologiquement de l'embonpoint. Tandis que les os et muscles subissent un arrêt de développement, le tissu graisseux au contraire a de la tendance à s'accroître : le ventre devient proéminent, les joues s'élargissent, le menton s'étale en gradins successifs. Chez la femme, les formes s'arrondissent, les seins deviennent saillants. Cet état, qui apparaît vers la trentième année, acquiert tout son développement vers la quarantième. Il ne doit pas être confondu avec l'obésité ; mais il peut y conduire, pour peu que l'individu s'abandonne aux plaisirs de la table et à la vie oisive. Dans l'embonpoint, le tissu graisseux répandu dans l'économie est en proportion de la stature de l'individu ; tandis que chez l'obèse il atteint un volume excessif et donne lieu à des troubles respiratoires digestifs et circulatoires inquiétants. Cette petite réserve de graisse est utile dans certains états morbides, et tous les efforts de la thérapeutique doivent tendre à la maintenir et même à l'augmenter plutôt qu'à la diminuer. Le diabétique et le tuberculeux sont frappés l'un et l'autre d'amaigrissement progressif lent parfois, rapide assez souvent. Si on parvient à les doter d'un certain degré d'embonpoint, on voit vite leur situation s'améliorer.

Afin de connaître le poids moyen d'un adulte, on le toise, et on lui attribue autant de kilogrammes qu'il a de centimètres au-dessus d'un mètre. Si sa taille est de 1^m65, il devra donc peser 65 kilogs. Cette évaluation est assez juste pour les hauteurs moyennes, mais pour les petites et les grandes, elle est légèrement entachée d'erreur. Néanmoins, il est bon de conserver cette méthode jusqu'à ce qu'on en ait trouvé une qui soit plus exacte. Quand le poids normal est dépassé de six à sept kilogs, on dit qu'il y a embonpoint. Il n'y a pas lieu de s'en inquiéter. Au delà de ce chiffre, on a affaire à de l'obésité, et si le sujet arrive à peser le double de son poids normal, il franchit les derniers échelons de la pléthore. Dans le langage usuel, on confond à tort la polysarcie avec l'embonpoint ; la première est un état pathologique contre lequel il faut intervenir tandis que le second est un état physiologique qui ne nécessite point les secours de l'art.

La maigreur constitutionnelle, qui est l'apanage de certaines familles, est l'inverse de l'obésité. L'atrophie du tissu adipeux et des muscles est la lésion anatomo-pathologique qui caractérise cet état. Gubler enseignait que taille moyenne ou petite, épaules inclinées, système osseux grêle, articulations minces, fines attaches, ceinture petite, extrémités mignonnes appelaient l'obésité ; tandis que taille élevée, épaules carrées, os volumineux, articulations grosses, ceinture large, extrémités lourdes entraînaient la maigreur. Cette règle est loin d'être aussi absolue. Mais ce qu'il y a de certain, c'est que la maigreur constitutionnelle prédispose à la tuberculose et au cancer, tandis que l'obèse, au contraire, semble réfractaire à ces maladies générales ; il est vrai qu'il est exposé à une foule d'autres affections viscérales, dont M. P. Jardet nous a esquissé le sombre tableau.

L'attitude et la démarche de l'obèse sont caractéristiques. Généralement petit, trapu, il marche les jambes écartées afin d'être mieux en équilibre. Ses pas sont lents, rapprochés. L'ampleur de son corps trahit de loin sa présence. Sa face est rouge, bouffie ; son triple ou quadruple menton cache sa gorge ; le volume de son ventre soustrait aux regards des curieux le bas de sa personne. Les membres inférieurs, larges et courts, disparaissent sous le voile épais qui les recouvre ; ses membres supérieurs, détachés du corps, en augmentent encore le volume. Vite cet homme est las ; essoufflé, il s'assied sur le premier banc qu'il rencontre et essuie rapidement la sueur qui ruisselle sur son crâne dénudé. Après une courte promenade, qui est toujours longue pour lui, il rentre, car se promener est un supplice qu'il évite le plus possible. Il s'étend alors sur un sopha et sommeille en attendant l'heure du repas. Son activité se réveille à table. Autant il est nonchalant quand il s'agit d'un travail manuel ou intellectuel quelconque, autant il est empressé dès qu'il voit mettre le couvert. Manger et boire étant les soins principaux de son existence, il s'acquitte volontiers et bien de sa mission.

Les obèses ne sont pas toujours de gros mangeurs, mais ils sont habituellement de grands buveurs. Ce qui revient à dire que les liquides, l'eau en particulier, engraisse autant et mieux peut-être que les solides. Ce dicton a du vrai ; ce qui l'est non moins, c'est qu'après les repas, l'obèse éprouve le besoin impérieux de placer en repos ses muscles de la vie de relation, confiant seulement à son estomac et à ses intestins le soin de pétrir les aliments qu'il a ingérés.

Il se couche de bonne heure et se lève tard. Au lit, il est contraint de tenir la tête haute, et si, par hasard, il prend la position horizontale, il a de la suffocation, des quintes de toux qui sont suivies d'une expectoration muqueuse abondante. Parfois ces étouffements s'accompagnent de phénomènes graves. Il n'est pas rare, en effet, de trouver des obèses morts dans leur lit, soit par suite d'asphyxie, soit par syncope.

Incapable de tout travail physique, l'obèse est encore moins propre aux travaux intellectuels. Les Grecs et les Romains avaient le plus profond mépris pour les personnes dont l'embonpoint était excessif. Ils les considéraient comme dénués d'intelligence et de mémoire, et par conséquent peu aptes aux affaires publiques. Certes, parmi les obèses, il y a eu des hommes illustres à tous les âges de l'histoire ; mais généralement ils sont peu aptes aux lettres, aux sciences, à l'industrie. Au reste, quand on interroge des gens chargés d'un embonpoint excessif, ils reconnaissent volontiers que leur mémoire n'est pas aussi heureuse qu'auparavant. Le cerveau fonctionne lentement, les pensées, l'imagination font défaut, si bien qu'ils deviennent indifférents à tout ce qui leur plaisait jadis et s'adonnent aux douceurs du farniente.

Comment parvient-on à l'obésité ? On engraisse de deux façons principales : 1° par l'exagération de l'alimentation et surtout par l'abus de certains mets, notamment les féculents et les matières grasses ; 2° par une tendance des éléments anatomiques à produire de toutes pièces du tissu graisseux.

« La graisse fait la graisse », dit un vieux proverbe. Ce n'est rien moins qu'exact. Certains peuples du Nord de l'Europe et de l'Amérique vivent presque exclusivement d'huiles et de graisses animales, et cependant ils n'arrivent jamais à l'obésité. Pour quel motif ? C'est que, par suite de la rigueur de la température, des occupations auxquelles ils se livrent, les combustions sont très actives. Ils dépensent, brûlent à peu près toute la graisse qu'ils ont absorbée en nature.

S'il est un fait clinique bien prouvé, c'est qu'on engraisse plus facilement par l'abus des farineux, que par une nourriture composée exclusivement de substances grasses. Exemple : quand on veut engraisser des animaux en peu de temps, on les gorge de féculents.

Les obèses gros mangeurs font un large abus des pommes de terre et des haricots. On comprend très bien que les gens qui se nourrissent de corps gras prennent un embonpoint exagéré : la graisse qu'ils ingèrent, étant mal détruite, se dépose dans les mailles du tissu adipeux de l'économie. Mais pour ceux qui vivent surtout de farineux, on ne peut pas invoquer une semblable loi physiologique. En effet, sous l'influence de la salive et du suc pancréatique, les amidons sont transformés d'abord en dextrine, puis en glycose et sont finalement éliminés sous forme d'acide carbonique et d'eau.

Ces aliments ne peuvent donc servir en rien à augmenter la graisse animale. Mais, afin d'expliquer l'engraissement chez ceux qui abusent des farineux, on a prétendu que les fécules agissaient surtout comme aliment d'épargne, en favorisant la fixation de l'albumine. S'ils sont administrés en quantité suffisante, toute la graisse qui provient du dédoublement de l'albumine est fixée telle qu'elle, tandis qu'en l'absence de féculents, elle subit de nouveaux processus de décomposition. Ce rôle des matières albuminoïdes est assez accrédité en Allemagne.

Ces explications, si elles ne sont pas erronées, ne sont pas à l'abri de toute critique. La clinique nous apprend, en effet, qu'on peut devenir obèse en mangeant peu et en buvant beaucoup, en mangeant de tout avec abondance ; et qu'on peut ne pas engraisser en ne vivant que de graisses et de féculents. A l'appui de cette assertion, nous citerons l'exemple de nos paysans. Ils vivent surtout de lard (substance grasse), de haricots, pommes de terre et pain (féculents), et cependant ils sont ordinairement maigres ! Donc, l'alimentation quotidienne ne paraît pas jouer dans l'engraissement un rôle prépondérant.

La cause réelle de l'obésité provient de l'individu lui-même, de son genre de vie plutôt que de la nature de ses aliments. C'est, dit M. Bouchard, le défaut d'oxydation des graisses élaborées, par les éléments anatomiques, qui est la cause ordinaire de l'obésité. La graisse se forme par la désassimilation de la substance azotée ; et si, normalement, continue M. Bouchard, ces aliments contiennent peu de graisse, c'est que l'oxydation l'a détruite peu après sa formation. Donc, si l'apport de l'oxygène, pour un motif quelconque, vient à diminuer, il y a accumulation de graisse dans l'économie ; s'il est exagéré, il y a amaigrissement.

Y a-t-il des affections ou des états particuliers qui prédisposent à l'obésité? Les maladies chroniques qui conduisent à la polysarcie ne sont pas très fréquentes ; parmi elles, l'hystérie occupe le premier rang. Certes, les hystériques maigres ne manquent pas ; mais les hystériques obèses sont au moins aussi nombreuses, et chez ces dernières, le corps acquiert des dimensions énormes.

M. Bouchard attribue à la dyspepsie acide le privilége de faciliter l'accumulation de la graisse. Assurément, la dyspepsie est la compagne fidèle de l'obésité ; mais, le plus souvent, elle est le résultat et non la cause de cet état pathologique. L'obèse, avons-nous dit, est un grand mangeur et un gros buveur ; qu'y a-t-il d'étonnant qu'il devienne dyspeptique un jour ou l'autre?

J'en dirai autant des congestions chroniques du foie. Il est rare que, chez les polysarciques, ce viscère ait conservé son volume normal ; presque toujours il dépasse de plusieurs travers de doigt les fausses côtes. Certains médecins allemands ont voulu insinuer que l'obésité était due à un état de torpeur du foie. C'est pousser trop loin le désir de tout expliquer. L'hypermégalie du foie est produite par l'accumulation de graisses dans les cellules de l'organe. En somme, il se produit ici ce qui se fait ailleurs : une hypertrophie du tissu adipeux. C'est donc une conséquence et non une cause de l'obésité.

La grossesse, surtout la première, et la lactation amènent souvent la polysarcie ; il en est de même de l'aménorrhée. Sur cinquante et une femmes obèses, M. Bouchard a constaté que, dans dix-sept cas, l'obésité débuta immédiatement après la première grossesse.

Différentes maladies chroniques sont en relation étroite avec l'obésité. Les lithiases biliaire et rénale, la goutte, le diabète sont de ce nombre. C'est que toutes ces affections sont de même nature ; ce sont des branches d'un même tronc.

Comment remédie-t-on à l'obésité ?

Si, à dater d'un certain âge, il est assez facile d'engraisser ; une fois gras, il n'est pas toujours aussi aisé de maigrir. Les formules thérapeutiques dirigées contre l'obésité ne manquent pas ; pendant ces dernières années surtout, il y a eu une véritable éclosion de « recettes ». Il en est quelques-unes qu'il est bon de retenir, parce qu'elles offrent un réel intérêt.

Pour remédier à l'obésité, deux indications principales sont à remplir : 1° détruire la graisse excédente ; 2° s'opposer à sa formation. On s'est dit : l'obèse mange trop, abuse des féculents et des matières grasses ; supprimons-les et il maigrira. Dans ses lettres sur la corpulence, Banting conseille de vivre de la façon suivante :

DÉJEUNER : neuf heures du matin, avec cinq ou six onces de bœuf, mouton, ou de viande froide quelconque, sauf porc ou veau, une once de pain grillé ; une grande tasse de thé ou de café sans sucre, sans lait. En tout, six onces de nourriture solide, neuf onces de liquide.

DÎNER : deux heures du soir, cinq ou six onces de poisson quelconque, excepté saumon, hareng, anguille ; un légume, excepté pommes de terre, betterave, navet et carotte ; une once de pain grillé ; de la volaille ou du gibier ; deux ou trois verres de bon vin rouge. En tout, dix à douze onces de nourriture solide et dix onces de liquide.

THÉ : six heures, avec deux ou trois onces de fruit cuit ou échaudé et une tasse de thé sans lait ni sucre. En tout, deux à quatre onces de nourriture solide et neuf onces de liquide.

SOUPER : neuf heures du soir, trois ou quatre onces de viande ou de poisson ; un verre ou deux de vin rouge. En tout, quatre onces de nourriture solide et sept onces de liquide.

A l'heure du coucher, au besoin, un grog de genièvre ou

d'eau-de-vie sans sucre, ou un verre ou deux de vin rouge.

Il est incontestable qu'avec un régime aussi sévère, les obèses doivent maigrir. Mais combien peu se prêteront à ces exigences diététiques? Les polysarciques étant ordinairement gros mangeurs, il ne faut pas les astreindre immédiatement à un régime austère. Cependant, dès le commencement du traitement, on peut les priver d'aliments féculents, sucrés, et de substances grasses ; mais il ne faut point conseiller des rations trop faibles. On ne doit y parvenir qu'insensiblement. Chaque semaine on diminuera le poids des mets, jusqu'à ce qu'on ait atteint un minimum proportionné à la taille de l'individu. On recommandera de manger peu de pain et de ne boire qu'un verre et demi de liquide à chaque repas.

Au Congrès de médecine tenu à Paris en octobre 1904, M. Maurel, dans son rapport sur l'obésité, arrive aux conclusions suivantes : « Cette affection est toujours le résultat de la surnutrition, et elle ne disparaît que sous l'influence de l'insuffisance de l'alimentation .» Il est impossible d'accepter sous cette forme la proposition du savant médecin de Toulouse. En effet, il est de gros mangeurs et de grands buveurs qui ne deviennent jamais obèses, tandis qu'il y a de petits mangeurs et buveurs qui le deviennent toujours, bien que leur existence physique ne diffère pas sensiblement de celle des premiers. Pour combattre l'obésité, l'insuffisance de l'alimentation n'est pas constamment opportune, et sa règlementation ne suffit pas à remédier à cet état particulier ; il faut de toute nécessité lui adjoindre d'autres moyens thérapeutiques.

Pour dégraisser les obèses, Mac Claren engageait les hommes à courir, aucun exercice ne faisant mieux disparaître la graisse interne, aucun exercice ne valant mieux que celui-là pour obtenir un pareil résultat. Il est bien entendu que l'exercice ne doit pas dépasser la limite de ce qui peut être fourni, et il est entendu aussi que l'on doit faciliter l'exercice à fournir par un régime et un repos proportionné.

Certes, l'exercice corporel est très salutaire à l'obèse ; mais comment faire courir des gens qui peuvent à peine marcher ? Le pourraient-elles, les femmes ne le voudraient pas. Une promenade après chaque repas, en ayant soin de la faire chaque jour plus longue, sera suffisante dans la pluralité des cas.

Les purgatifs salins, en augmentant les sécrétions intestinale et hépatique, contribuent largement à la diminution de la graisse en excès. C'est même à cause de cette propriété physiologique que quelques stations thermales se sont attribué une espèce de spécialisation dans le traitement de l'obésité. Marienbad, en Allemagne, Brides, en France, sont de ce nombre. Mais est-ce à ces eaux seulement que l'on doit la diminution de la polysarcie ? Pour ma part, je suis convaincu que la diététique sévère qu'on observe dans ces stations contribue au succès de la cure plus que l'eau qu'on y absorbe. Quoi qu'il en soit, ces effets sont de deux ordres : immédiats et médiats. Les premiers sont merveilleux ; en trente jours, les malades perdent une notable quantité de leur poids ; quant aux seconds, ils sont moins positifs. En effet, lorsque le malade a quitté la station, il récupère peu à peu ce qu'il avait perdu, et quand il revient, l'année suivante, il ne pèse guère moins que l'année précédente à pareille époque.

Les alcalins remplissent beaucoup mieux le but que l'on veut atteindre. La graisse à l'état d'émulsion ou de bloc graisseux ne se brûle pas, dit M. Bouchard ; il faut donc chercher à la dissoudre. Or, pour faciliter cette dissolution, il faut s'adresser aux alcalins, médicaments réducteurs par excellence. D'après Worthington, les alcalins agissent moins en favorisant la destruction de la graisse qu'en en diminuant la formation, par dédoublement des principes organiques.

Jusqu'ici, la médication alcaline a été peu employée dans le traitement de l'obésité. Ce n'est qu'incidemment, quand le malade était atteint de lithiase biliaire, de goutte ou de toute autre affection de même nature, qu'on est intervenu. Pourquoi cette abstention ? La crainte d'anémier les malades est, selon moi, la cause principale qui a décidé les médecins à diriger leur regard d'un autre côté. Ne voyons-nous pas, en effet, M. Demange écrire dans le *Dictionnaire des Sciences médicales :* « que, dans l'obésité, il faut proscrire les alcalins, parce qu'ils conduisent à la cachexie » ?

Nous nous sommes expliqué souvent sur les prétendues propriétés cachectisantes des eaux alcalines. Nous avons montré, après Pupier et de Lalaubie, combien ces craintes étaient puériles. Nous n'y reviendrons pas aujourd'hui ; nous nous contenterons seulement de plaindre ceux qui y croient encore, et de blâmer les caudataires de Trousseau qui ont répandu dans le public cette hérésie scientifique.

L'Eau de Vichy constitue la médication par excellence de l'obésité. Elle remplit, en effet, très exactement les deux indications que nous avons formulées : en vertu de son pouvoir altérant, elle dissout la graisse excédente, et en activant les fonctions du foie, elle préside à l'élimination de cette graisse. La première propriété n'est guère discutée, la seconde a besoin de quelques explications.

Conheim prétend que la bile fait défaut chez les obèses. Cette opinion est admise actuellement par M. Bouchard. Or, les alcalins ayant le don d'augmenter la sécrétion biliaire, cette sécrétion chez l'obèse devient plus abondante. D'un autre côté, l'écoulement de la bile dans l'intestin entraîne constamment une certaine quantité de graisse. En activant donc cette sécrétion, les alcalins favorisent l'élimination d'une plus grande quantité de matériaux gras. De plus, les alcalins font passer la bile à l'état basique ; il s'ensuit que les fonctions pancréatiques sont accélérées, qu'une plus grande quantité de graisse passe à l'état de glycérine et d'acides gras, qui deviennent plus aisément combustibles (Bouchard).

En 1854, Petit écrivait dans l'*Union médicale* :

« Les malades qui sont soumis à l'usage, longtemps continué, des Eaux de Vichy, et à une dose un peu élevée, perdent de leur embonpoint, et cet effet est surtout remarquable chez ceux qui arrivent à Vichy avec une très grande obésité. Le ventre diminue particulièrement alors de volume, et malgré cette perte d'embonpoint, les fonctions restent parfaites ; communément même, leur santé générale s'améliore d'une manière très sensible, en même temps que leur respiration, que gênait leur excès d'obésité, devient plus libre ; ils prennent des forces, et retrouvent plus ou moins l'agilité qu'ils avaient perdue.

« Un certain sujet, très obèse, ayant fait usage des Eaux de Vichy pendant deux mois et demi, sans avoir rien changé à son régime, perdit onze kilos et demi de son poids. »

Tous les médecins qui ont exercé depuis cette époque à Vichy, n'ont pu que constater la justesse de l'appréciation de Petit. Dans cette station thermale on maigrit généralement ; l'amaigrissement est d'autant plus prononcé que la cure a été plus longue et mieux suivie. Pour une saison de trente jours, la diminution oscille entre cinq et dix kilos. Là ne s'arrête pas l'action réductrice des Eaux de Vichy. Quand le malade a quitté la station, s'il continue à faire usage de boissons alcalines, s'il observe une hygiène rigoureuse, l'amaigrissement continue. Le plus grand nombre, nous devons l'avouer, négligent cette précaution salutaire ; tous croient, en effet, qu'une fois leur saison terminée, ils peuvent se livrer à leurs fantaisies gastronomiques d'antan.

Malgré cette inobservance de tout régime approprié, il est rare que l'obèse ait repris, la saison suivante, son poids primitif. Chaque année amène une résorption des masses adipeuses ; la deuxième moins que la première, et la troisième moins que la précédente. Enfin, si on continue les cures thermales, on arrive à un minimum de poids qu'il est impossible de dépasser.

Doit-on imputer aux Eaux de Vichy ces diminutions sensibles de poids, constatées par tous les observateurs ? Il n'y a aucun doute à conserver sur ce point. Dans cette station, les malades, quels qu'il soient, mangent trop et de tout, enfreignant en cela les conseils qui leur sont donnés. Comme tous les autres, les obèses obéissent à cette règle absolue, d'autant plus qu'ils ont un excellent appétit et qu'ils trouvent sur les tables d'hôte les moyens de l'assouvir.

De même que les diabétiques, tous les obèses ne se ressemblent pas. La polysarcie de l'enfance, qui acquiert avec l'âge les dimensions les plus extraordinaires, résiste mieux à nos moyens thermaux que les autres formes morbides. Il est vrai qu'elle constitue une classe à part, et qu'outre l'hypertrophie générale des tissus adipeux, elle coïncide avec une diminution de calibre de tout le système vasculaire. Je n'ai jamais remarqué que, dans ces cas, les Eaux de Vichy amenassent une réduction appréciable.

L'obésité des femmes névropathiques est moins rebelle que la précédente, bien qu'elle résiste encore avec assez d'opiniâtreté. Cette résistance provient moins de la nature de la polysarcie que des obstacles apportés au traitement par l'état nerveux. En effet, chez les hystériques, quels que soient leur corpulence et leurs malaises particuliers, on ne peut qu'être avare des Eaux de Vichy, pour plusieurs raisons que nous avons expliquées ailleurs. Or, dans l'obésité, si on veut diminuer les masses graisseuses, il est indispensable que la cure soit longue, et que les Eaux soient administrées *largâ manu* ; toutes choses qu'il est impossible d'obtenir chez des nerveux. La variété qui cède le plus sûrement à nos moyens thermaux, c'est l'obésité torpide. Atteignant des individus mous, enclins à la paresse, se développant vers la trentième année, elle diminue d'une manière constante, quand elle ne disparaît pas à tout jamais. Il en est de même de l'obésité liée à la première grossesse ; elle rétrocède presque toujours, à moins que des grossesses ultérieures ne viennent imprimer un nouvel essor à l'adiposité.

Aucune source ne jouit du précieux avantage de s'attaquer spécialement à l'obésité. Cependant la Grande-Grille est plus souvent ordonnée que ses congénères, d'abord parce qu'elle est généralement très bien supportée, et qu'ensuite elle possède une réelle action sur la sécrétion biliaire. Le plus ordinairement nous commençons par trois verres, et nous arrivons rapidement à six, chiffre que nous ne dépassons guère.

Le traitement externe offre tout autant d'importance que dans les autres états constitutionnels tributaires des Eaux de Vichy. Afin de faire fonctionner la peau, nous prescrivons d'ordinaire un bain alcalin quotidien de 40 minutes de durée et un peu chaud. Chez les obèses mous, la balnéation est bien tolérée, mais chez les neurasthéniques on est obligé de la remplacer par l'hydrothérapie, qui est la médication par excellence des affections nerveuses.

Depuis une douzaine d'années, je substitue le plus souvent à la douche froide et au bain, la douche chaude avec massage de dix minutes de durée au minimum. Sous l'influence des mouvements communiqués et de la malaxation, les muscles se détendent, les jointures s'assouplissent, les douleurs lombaires s'apaisent, la graisse, localisée aux hanches et à la région ombilicale, se résorbe, et la circulation veineuse s'exécute plus librement. En

même temps qu'il recouvre l'agilité, qu'il respire plus aisément, le malade est plus apte aux travaux manuels et
intellectuels.

Parmi les moyens extra-thermo-minéraux, nous appelle-
rons l'attention sur le massage à sec et le bain de vapeur.
Ce dernier surtout produit des résultats immédiats vraiment
étonnants. Après chaque séance, il n'est pas rare, en effet,
d'être témoin d'une diminution de poids pouvant aller
jusqu'à douze cents grammes. A vrai dire, dans la journée,
le malade reprendra une partie du poids qu'il a perdu dans
la matinée ; mais s'il observe les règles de l'hygiène, le
gain est toujours appréciable.

M. Bouchard a, contre la sudation, des préventions qui
me semblent peu justifiées. Il allègue que ce moyen ne fait
perdre au malade que peu de graisse, et que les déperditions
aqueuses, qu'on observe après chaque bain de vapeur, sont
constituées par de l'eau que le sang a empruntée aux tissus.
J'ai employé fréquemment le bain de vapeur dans l'obésité,
et quand il est bien toléré, je n'hésite pas à déclarer que
c'est un excellent adjuvant du traitement thermal.

CHAPITRE IX

Maladies de l'Utérus

Les Eaux de Vichy ne jouissent pas d'une action curative de premier
ordre dans les maladies de l'utérus.
Kystes de l'ovaire et fibromes utérins.
Des effets de la médication alcaline dans les pelvi-péritonites chroniques et les catarrhes utérins. Importance de la balnéation et de la
douche vaginale.

Nous arrivons maintenant aux affections contre lesquelles
Vichy n'a pas une action curative de premier ordre. Dans
la lithiase biliaire, la goutte et le diabète, les alcalins
jouent presque le rôle de spécifique, tandis que dans les
hystéro-phlegmasies et le rhumatisme, ils possèdent des
équivalents nombreux. Pour ce motif, notre sujet est for-
cément très limité ; aussi, les quelques pages qui vont suivre
seront-elles consacrées uniquement aux cas pathologiques
qui relèvent plus particulièrement de la médication vichyssoise.

C'est par les affections de l'utérus et de ses annexes que
nous allons commencer.

Depuis quelques années, la chirurgie a détrôné la médecine, en ce qui concerne le traitement des maladies utérines,
grâce aux pansements antiseptiques, elle a pu guérir ce
qui, naguère encore, était réputé comme absolument incurable. Les stations thermales ont ressenti cruellement le
contre-coup de cette évolution que d'aucunes considèrent
encore comme une usurpation. Est-ce à dire pour cela que

dans tous les cas il faille recourir à l'instrument tranchant ? Tel n'est pas notre avis. Lorsque l'affection est de date relativement récente, la médecine est capable d'enrayer la marche du processus inflammatoire ; la chirurgie ne doit intervenir qu'au moment où cette dernière s'est déclarée impuissante. Dans toute lésion utérine, c'est donc d'abord à la médecine ordinaire qu'il faut s'adresser, et lorsque ses ressources sont épuisées on doit recourir ensuite aux eaux minérales et, en dernier ressort, à l'intervention chirurgicale. Vouloir toujours enlever est aussi présomptueux que vouloir toujours conserver.

Il y a une trentaine d'années, on prétendait que les kystes de l'ovaire subissaient à Vichy un travail de régression qui, peu à peu, les conduisait à la disparition complète. C'était une simple vue de l'esprit à qui une théorie erronée avait donné naissance. On s'était dit : puisque les eaux alcalines jouissent de propriétés résolutives indiscutables, pourquoi les kystes ovariques leur résisteraient-ils ? Et, pour faire passer cette hypothèse dans le domaine de la réalité, on cita quelques exemples de kystes de l'ovaire qui s'étaient effacés grâce à la médication vichyssoise.

Il ne m'a jamais été donné de faire une semblable constatation ; dans tous les cas que j'ai eu à traiter, mes efforts ont été infructueux. La poche s'est élargie insensiblement et a envahi peu à peu la plus grande partie de la cavité abdominale ; finalement c'est au chirurgien que mes malades ont dû s'adresser pour être débarrassées de leur fardeau.

Je ne nie pas la diminution, ni même la disparition de quelques kystes de l'ovaire, après une ou plusieurs cures à Vichy, puisque des praticiens recommandables en ont observé des exemples ; mais ce que je conteste formellement, c'est que ce travail de régression partielle ou totale soit imputable à nos Eaux. En effet, les kystes ovariens n'évoluent pas tous de la même façon : les uns grossissent rapidement, les autres d'une manière insensible, si bien que les malades peuvent vivre en leur société, sans en être trop incommodées ; il en est enfin qui, après avoir acquis un grand développement, s'affaissent et finissent par n'être plus appréciables à la palpation, sans qu'on puisse en deviner le motif. C'est sans doute à des cas de ce genre, tout à fait exceptionnels, il faut le reconnaître, qu'ont eu affaire ceux qui ont prôné les Eaux de Vichy contre ces tumeurs abdominales. Une expectation bien comprise eût probablement amené un résultat analogue.

Les fibromes utérins ne sont pas plus influencés par la médication alcaline que les kystes de l'ovaire. Toutefois, si aujourd'hui on est à peu près unanime pour refuser aux Eaux de Vichy une propriété quelconque, dans les kystes de l'ovaire, il n'en est pas de même en ce qui concerne les fibromes. D'après Max Durand-Fardel, Vichy possède une action résolutive considérable au sujet de ces tumeurs, avec cet avantage que, loin de favoriser les règles exagérées ou les hémorrhagies proprement dites, elles les modèrent ou les arrêtent ; et il a vu, maintes fois, des écoulements sanguins continus cesser pendant le traitement thermal et, en particulier, pendant l'usage des bains de piscine prolongés. Il conclut, de là, que l'ensemble des tumeurs diminue, que les engorgements récents et peu étendus disparaissent, et que, même par la répétition du traitement, des fibromes d'un volume très appréciable finissent par ne plus exister.

Il ne m'a jamais été permis d'observer une pareille terminaison. Il est donc probable que Max Durand-Fardel a pris pour un résultat curatif des bains de piscine, ce qui n'est qu'un fait assez habituel dans la marche de ces tumeurs. En effet, tant que la femme est réglée, les fibromes augmentent de nombre et de volume ; mais, dès que l'heure de la ménopause a sonné, ils tendent à régresser, et, peu à peu, finissent par diminuer notablement de grosseur.

Devant l'affirmation si catégorique de Max Durand-Fardel, il est probable que c'est à des cas de ce genre qu'il a eu affaire.

Si Vichy est à peu près inefficace contre les tumeurs de l'utérus, il est salutaire contre les inflammations chroniques de voisinage dont cet organe est le point de départ. La péritonite partielle, le phlegmon pelvien sont avantageusement modifiés par nos procédés balnéaires. Nous ne parlons pas, bien entendu, de la forme aiguë de ces affections, mais de leurs suites, de leurs reliquats habituels. A chaque fatigue physique, il se déclare, au niveau du foyer primitif, une poussée congestive qui provoque la formation d'adhérences ; de telle sorte qu'au bout de peu de temps, l'utérus se trouve immobilisé dans une ceinture de néo-membranes. Ces poussées s'accompagnent de douleurs hypogastriques et lombaires assez vives pour obliger la malade à garder la position horizontale ; il survient de la fièvre, de l'inappétence ; les règles, devenues irrégulières, sont tantôt copieuses, tantôt à peine appréciables. Outre la stérilité, qui est la conséquence presque inévitable de ce travail sub-inflammatoire si sujet aux rechutes et aux récidives, les forces s'épuisent et la santé générale dépérit.

Obtenir la cicatrisation de ces foyers mal éteints, détruire les adhérences qu'ils ont amenées à la longue, éviter la formation de nouvelles brides, constitue les indications thérapeutiques à remplir. Les eaux minérales, qui possèdent des propriétés résolutives évidentes et fortes, sont seules appropriées aux cas de cette nature. Lorsque la malade est notablement amaigrie, par de longues souffrances, par un repos prolongé au lit, qu'elle est anémiée, c'est aux bains de mer et aux stations chlorurées sodiques qu'il faudra recourir sans hésitation ; si, au contraire, elle est encore vigoureuse, ou pourvue d'un certain degré d'embonpoint, c'est à Vichy qu'elle devra être adressée. Les effets bienfaisants de la cure ne tarderont pas à se faire sentir : tout d'abord les règles se modifieront, et ensuite les douleurs hypogastriques et lombaires se dissiperont, de telle sorte que la station debout et la marche deviendront possibles.

Si le travail inflammatoire intéresse le parenchyme de l'utérus, ou la muqueuse qui tapisse sa cavité, si l'on se trouve en face de ce qu'on désigne communément sous le nom d'engorgement du col et de catarrhe utérin, les Eaux de Vichy se bornent au rétablissement de la santé générale et n'ont pas une action aussi décisive sur le processus phlegmasique, contre lequel on les administre. En effet, l'appétit renaît assez vite, la digestion s'améliore, la constipation cède, mais l'écoulement muco-purulent ne change pas toujours d'odeur ni de nature. Il reste en outre presque aussi abondant que par le passé.

Qu'il s'agisse de pelvi-péritonites chroniques, de catarrhes utérins ou d'engorgements du col de l'utérus, la médication alcaline est à peu près toujours la même. C'est sur la balnéation qu'on devra insister pendant toute la durée de la cure. Le bain de piscine, à eau courante, jouit, en pareil cas, de la faveur générale. Il offre, en effet, le précieux avantage de permettre à la malade de rester plusieurs heures sous l'eau et de s'y mouvoir en toute liberté. C'est une considération qui a bien sa valeur, car, lorsqu'on doit combattre des produits organisés ou en voie d'organisation, profonds et étendus, qu'on veut imprimer à une partie de l'économie, une modification appréciable et persistante, une immersion plus longue que de coutume n'est pas superflue. Toutefois les bains de piscine offrent un inconvénient majeur, qui fait perdre de vue les avantages qu'on peut en retirer. En effet, l'eau des bassins se renouvelle lentement. Or, les malades qui s'y baignent sont, le plus souvent, atteintes d'affections utérines et de catarrhes vésicaux. Elles éliminent donc du pus d'une façon continue ou tout au moins intermittente. Outre la promiscuité qui ne plaît pas à tout le monde, mais qui est, dans l'espèce, de mince importance, il y a la contagion à redouter ; et à coup sûr, le viscère le plus susceptible d'être contaminé, c'est l'utérus.

Au bain de piscine on adjoint assez couramment la douche vaginale, surtout quand il s'agit de catarrhes utérins ou d'engorgements du col. Signalons d'abord ses avantages : Elle nettoie le vagin et le débarrasse de tous les liquides muco-purulents qui séjournent dans ses culs-de-sacs et irritent sa muqueuse. Quand le liquide dont on se sert est parfaitement stérilisé, il est certain que la douche vaginale est susceptible de produire d'excellents effets sur toutes les parties qu'elle touche ; mais, malheureusement, il n'en a pas toujours été ainsi à Vichy. Il y a une vingtaine d'années, l'eau était impure. Les nombreux microbes pathogènes qu'elle contenait ne provenaient pas d'elle-même, mais de ses récipients et de ses tuyaux d'adduction. Son second invénient consistait en sa distribution défectueuse ; mal réglée la plupart du temps, elle provoquait parfois sur le col et aussi sur le corps de l'utérus un choc assez violent pour amener de nouvelles poussées inflammatoires. J'ai été témoin de plusieurs accidents de ce genre que je ne peux imputer qu'à un contact prolongé de l'eau sur un utérus altéré ou bien à la nature infectieuse de ce liquide. Aujourd'hui, de pareilles mésaventures ne sont plus à craindre, grâce à l'installation récente de l'Etablissement thermal où tout peut être réglé méthodiquement : pression, température, volume.

Malgré les transformations grandioses qu'a subies notre station ces dernières années, je préfère encore à la piscine à eau courante les bains en baignoire de quarante-cinq minutes. Je leur adjoins assez volontiers quelques accessoires thermaux, notamment l'hydrothérapie et les bains de siège à eau courante. Le bien-être immédiat qu'éprouvent les malades de ces pratiques externes ne contribue pas peu au rétablissement définitif de leur santé.

Le traitement interne est tout à fait superflu, si les fonctions digestives sont intactes ; mais malheureusement les troubles gastro-intestinaux sont la règle dans les affections chroniques de l'utérus, de telle sorte que, quand une femme mariée se plaint de dyspepsie, on doit toujours soupçonner quelque désordre du côté de cet organe. Dans ce cas, c'est la source de l'Hôpital que je prescris, et, en peu de temps, les troubles gastro-intestinaux cessent.

CHAPITRE X

Du Rhumatisme

Aperçu sur l'arthritisme. Formes nombreuses du rhumatisme. Elles ne
sont pas toutes justiciables du traitement thermal. Il n'a pas d'effet
sur le rhumatisme noueux et le rhumatisme subaigu. Il n'y a pas d'Eaux
minérales spéciales pour la cure du rhumatisme ; toutes celles qui
possèdent une thermalité élevée sont susceptibles de l'améliorer.
Bain de vapeur et douche-massage. Leur valeur thérapeutique.

Un volume ne suffirait pas pour résumer toutes les
opinions qui ont été émises sur le sens qu'il faut attribuer
au mot rhumatisme ; aussi, de crainte d'augmenter la confusion qui règne dans les ouvrages didactiques, nous nous
abstiendrons de définir cette affection.

L'arthritisme est le père de la goutte et du rhumatisme ;
la lithiase biliaire, la gravelle urique, l'obésité, le diabète,
l'eczéma, l'asthme, les névralgies, la dyspepsie en sont les
petits-enfants. Il faut croire qu'entre la sœur et le frère,
qu'entre la goutte et le rhumatisme, les ressemblances sont
frappantes, car il est souvent difficile de les reconnaître.
Quant à la descendance arthritique, il est encore plus difficile
d'en établir la souche véritable. En effet, si l'on peut savoir
assez exactement quel est l'arbre généalogique, on ignore
souvent quelle est la branche qui lui a donné naissance.
Cette obscurité provient de ce que les antécédents héréditaires ne sont pas toujours fidèlement représentés, et aussi
du croisement des races.

Supposons, en effet, qu'un rhumatisant s'allie à une

famille de goutteux, les enfants pourront être ou rhumatisants ou goutteux, si l'un des générateurs l'emporte sur l'autre, mais aussi ils pourront tenir à la fois du goutteux et du rhumatisant. Ces cas hybrides mal délimités sont très fréquents. Une seconde hypothèse est encore possible ; de cette union il peut naître des individualités qui ne soient ni goutteuses ni rhumatisantes, mais atteintes tantôt d'obésité, tantôt de gravelle ou de diabète.

Cette lignée morbide collatérale relève ici du rhumatisme, là, au contraire de la goutte.

Pour la gravelle urique, le doute n'est pas permis : elle a des rapports familiaux plus étroits avec la podagre qu'avec le rhumatisme. M. Bouchard prétend que la goutte est annoncée une fois sur huit par la gravelle des ascendants. Cette proportion n'a rien d'exagéré. Avant lui, tous les médecins connaissaient cette alliance. Trousseau prétendait même que la gravelle était une manière d'être de la goutte larvée.

La lithiase biliaire, au contraire, semble avoir plus d'affinité avec le rhumatisme qu'avec la goutte ; d'après mes notes elle se montrerait 75 fois sur 100 dans le rhumatisme et 25 fois sur 100 dans la goutte.

L'obésité partage à peu près exactement ses faveurs : elle semble, en effet, procéder autant de l'un que de l'autre. Tandis que l'inverse a lieu pour le diabète. Dans cette dernière manifestation pathologique, les différences sont même assez accusées. Comme antécédent de famille, le rhumatisme est noté par M. Bouchard, au moins dans la moitié des cas ; la goutte, au contraire, est à peine signalée chez le dixième des glycosuriques.

Les névralgies, surtout la sciatique, sont si habituelles dans le rhumatisme qu'on les considère comme une expression de cette maladie.

L'eczéma dérive plutôt du rhumatisme que de la goutte,

tandis que l'asthme procède plus volontiers de la seconde que de la première affection.

Quant à la migraine, elle s'éloigne assez sensiblement des autres dérivés arthritiques ; il est même impossible de la placer dans un groupe quelconque. Trousseau lui assignait une origine goutteuse comme pour l'asthme, mais l'observation clinique n'a pas sanctionné cette opinion.

Ainsi que la goutte, le rhumatisme revêt une foule de formes. Tous les organes sont susceptibles d'être attaqués par lui. Tantôt ce sont les muscles, tantôt les synoviales, ici, les tissus fibreux, là, les os et les cartilages qui sont maltraités.

Plus les organes atteints sont nombreux et volumineux, plus le pronostic est défavorable. C'est ainsi que le rhumatisme noueux progressif, qui donne lieu à des difformités si bizarres, est manifestement incurable.

Celui qui est localisé sur les synoviales et les tissus fibreux est plus accessible aux moyens thérapeutiques que nous avons à notre disposition, car les roideurs articulaires, les ankyloses sont plus susceptibles d'être corrigées. Quant au rhumatisme musculaire, aux névralgies, qu'elles soient erratiques ou fixées sur un tronc nerveux, elles finissent toujours par céder. Cette règle souffre peu d'exceptions.

Dans le rhumatisme osseux, moins les os atteints sont volumineux et nombreux, plus le malade a de chance d'être soulagé par le traitement thermal ; c'est ainsi que, dans le rhumatisme d'Heberdeen, on peut espérer enrayer la marche de l'affection, plutôt que dans le rhumatisme noueux. D'autre part, le rhumatisme osseux mono-articulaire est moins rebelle que le poly-articulaire progressif.

On observe les mêmes différences dans le rhumatisme des synoviales et des tissus fibreux. Si ce sont les petites jointures qui sont atteintes, ou si une seule articulation est touchée, le traitement a une action plus sûre et plus rapide que si ce sont les grosses articulations qui sont intéressées, ou que si on a affaire à du rhumatisme poly-articulaire. Nous n'insisterons pas davantage sur ces différents points.

Toutes les variétés cliniques de rhumatisme sont-elles justiciables des eaux minérales ?

Le rhumatisme noueux défie les efforts des hydrologues de tous les pays, bien que plusieurs de nos confrères prétendent en avoir guéri un assez bon nombre de cas dans le cours de leur carrière médicale. Il est probable que leurs malades « soulagés ou guéris » étaient atteints de cette forme de rhumatisme dont nous devons la description à M. Jaccoud, et qu'il a appelée rhumatisme fibreux.

Le rhumatisme subaigu, par les fluxions inflammatoires réitérées qu'il occasionne, par les douleurs locales et générales qu'il provoque, se rapproche du rhumatisme noueux par sa ténacité et par sa gravité. Comme lui, en effet, il est peu accessible aux agents thérapeutiques.

Les nodosités d'Heberdeen, que Charcot a différenciées à juste titre de la goutte, offrent une ténacité moins grande à nos ressources thermales. Les aspérités que l'on constate à l'extrémité des phalanges, et qui constituent la caractéristique même de l'affection, peuvent céder à un traitement bien coordonné. Le fait est rare cependant ; mais ce qui l'est moins, c'est de voir ces aspérités diminuer dans de sensibles proportions.

Le rhumatisme chronique simple, qu'il succède à la forme aiguë ou qu'il soit chronique d'emblée, est le type clinique qui se trouve le mieux de l'intervention des eaux minérales. Généralement multiple, il ne présente pas de déformations trop tenaces ; la roideur articulaire, les ankyloses et les atrophies qui lui forment cortège s'améliorent toutes dans un laps de temps déterminé.

Le rhumatisme musculaire, dont le lumbago est la variété ordinaire, et les névralgies, dont la sciatique est le type le plus commun, résistent encore moins à nos procédés thermaux.

Y a-t-il des eaux minérales spéciales contre le rhumatisme?

Pendant longtemps, les sulfureuses et les sulfurées ont joui de la réputation de guérir seules et radicalement les rhumatisants. Les formes les plus graves ne semblaient même pas résister à leur action puissante. Aujourd'hui, tout en reconnaissant à ces Eaux le mérite qui leur est dû pour les services qu'elles ont rendus et qu'elles sont appelées à rendre encore, il faut avouer que l'art médical a joué un plus grand rôle dans les succès qu'elles ont remportés que leur composition chimique même. Mais comme l'art médical peut se rencontrer partout, aussi bien dans les stations arsenicales que chez les chlorurées sodiques et les bicarbonatées ou les indéterminées, il s'ensuit que le monopole qui avait été accaparé par les sulfureuses a pris fin.

Pour obtenir des résultats certains et durables contre le rhumatisme, une condition essentielle est indispensable : il faut que les Eaux minérales possèdent une thermalité élevée. Du moment que le traitement externe doit prédominer, peu importe leur composition chimique et leur degré de minéralisation. Connaissant mal les causes qui chez l'un ont provoqué des nodosités d'Heberdeen, chez un autre un rhumatisme chronique, chez un troisième un rhumatisme musculaire, ce sont les effets qu'il faut chercher à combattre et à limiter. Or, pour remédier à une direction vicieuse d'un membre, corriger une ankylose fibreuse, rétablir les mouvements d'une articulation qui est restée immobile durant des mois et des années, il faut une eau chaude, une Eau athermale étant incapable de remplir le but auquel on tend.

Loin de nous la prétention de revendiquer pour Vichy seul le traitement hydriatique du rhumatisme ; beaucoup de stations, soit françaises, soit étrangères, peuvent être fort avantageuses dans cette affection si universellement répandue ; mais ce que nous voulons faire ressortir pleinement, c'est que Vichy possède dans son sein des sources suffisamment chaudes pour répondre à toutes les indications.

Nous avons dit plus haut que le rhumatisme avait des affinités marquées avec la lithiase biliaire et les dermatoses. Cette affinité se traduit souvent après la cure de Vichy, par des accès de colique hépatique, ou par des poussées eczémateuses sur les membres. Il semble se produire alors une véritable substitution dans les manifestations locales : les douleurs musculaires et articulaires s'apaisent et la lithiase biliaire, qui jusque-là avait sommeillé, évolue avec son cortège habituel de malaises périodiques. On dit alors, vulgairement, que le rhumatisme s'est déplacé. L'inverse s'observe aussi ; j'ai vu fréquemment, en effet, des cholélithiasiques, indemnes jusqu'alors de tout rhumatisme, souffrir beaucoup des jointures et des masses musculaires après la disparition de leurs coliques hépatiques ordinaires.

Sénac avait remarqué les relations étroites de la sciatique avec les coliques hépatiques. Nous même avons fait souvent semblable constatation. Tantôt elle se substitue aux manifestations douloureuses de la lithiase biliaire, tantôt c'est l'inverse ; exceptionnellement elles évoluent simultanément. Parmi mes clientes se trouve une dame qui, chaque fois qu'elle se rend à Vichy pour soigner ses coliques hépatiques, est prise le quatrième ou le cinquième jour de la cure d'une sciatique du côté gauche, assez vive pour la contraindre à rester au lit et pour motiver une médication calmante. Jamais à domicile elle n'éprouve d'atteintes de cette nature. La première fois que se produisit cet accident, j'accusai le bain et le supprimai. Instruit par l'expérience, je remplaçai le bain, l'année suivante, par des douches minérales chaudes ; la crise de sciatique dès les premiers jours de la cure ne put être évitée, malgré cette substitution. La troisième année, elle but à la Grande-Grille et à l'Hôpital, et ne prit ni bains ni douches, les douleurs de sciatique se produisirent quand même et à la même époque que précédemment.

Ce genre de déplacement de phénomènes sensoriels n'est pas un fait isolé. Presque chaque été, et au mois de juin, une autre dame vient à Vichy depuis vingt-cinq ans, afin de se débarrasser de son sucre, car elle est diabétique, et d'apaiser les coliques hépatiques qui la taquinent désagréablement de temps à autre. Pendant son séjour près de nous, elle a ressenti deux fois seulement « ses crises de foie » ; toutes les autres années, des accès de sciatique, tantôt à droite, tantôt à gauche, se produisaient généralement le soir au coucher et avaient leur maximum d'acuité vers deux heures du matin. Au lever du soleil les douleurs commençaient à se calmer, et dans la journée elles devenaient supportables. Chaque fois j'ai dû faire des injections de morphine pour les apaiser ; c'était le seul moyen qui réussît sûrement, tandis que l'antipyrine, le salicylate de soude, le sulfate de quinine n'amenaient qu'un soulagement temporaire.

Ainsi que chez la précédente malade, j'imputai d'abord au bain et à la douche tempérée l'apparition de cette sciatique, et les supprimai, les remplaçant par des bains de vapeur ; mais elle se produisit quand même. Sachant que le mois de juin était pluvieux à Vichy, j'engageai cette dame à venir à une saison plus sèche, en juillet ou août ; la névralgie sciatique ne s'en déclara pas moins. Enfin, ayant remarqué que son hôtel était très ombragé, je la fis changer de logement sans plus de succès. Dans ce cas ce n'était pas à une manifestation diabétique que nous avions affaire, car à l'arrivée le sucre oscillait entre 20 et 60 grammes, et au bout de quelques jours il descendait invariablement à 8 ou 10 grammes. Or, c'est précisément à ce moment-là que se produisaient les accès douloureux que nous venons de signaler.

En ce qui concerne l'eczéma, nous observons les mêmes changements ; quand il constitue la première tare arthritique, sa disparition est suivie, à bref délai, de douleurs articulaires ou musculaires durables. J'ai vu fréquemment des cas de ce genre. Aussi, lorsqu'un sujet, porteur d'une dermatose peu étendue et pas trop gênante est issu de parents nettement rhumatiques, vient me demander avis, je respecte la dermatose et n'interviens que si l'éruption est la source de souffrances trop considérables, ou de désagréments intolérables.

Dans la goutte, la disparition d'un émonctoire de cette nature entraîne presque toujours des accidents graves ; dans le rhumatisme, il n'en est pas généralement ainsi. La guérison d'un eczéma se traduit par l'exacerbation des douleurs, par une accentuation de l'impotence fonctionnelle ; mais on n'a guère à redouter comme dans la goutte des métastases sur les viscères splanchniques ou sur le cerveau.

A Vichy, le bain à 34° produit un mauvais résultat dans le rhumatisme ; les douleurs, au lieu de s'atténuer, augmentent d'acuité, et cela dès les premières immersions. Le bain chaud à 38° ou 39° est au contraire plus calmant, mais il est généralement mal toléré à cause de l'élévation de la température de l'eau. Pour cette dernière raison, il est rare qu'il puisse être continué pendant toute la durée de la cure. La douche d'eau minérale à 42° est mieux supportée que le bain chaud, et donne des résultats plus satisfaisants ; elle assouplit les jointures et les muscles, fait fonctionner régulièrement la peau. On lui adjoint d'ordinaire le massage, soit sous l'eau, soit à sec. Ces procédés remédient avantageusement aux ankyloses et pseudo-ankyloses, aux déviations articulaires, à l'atrophie des membres.

Le traitement externe de la sciatique est identique à

celui du rhumatisme. C'est aux douches chaudes à 42°, de trois à cinq minutes de durée, avec ou sans massage sous l'eau, aux bains de vapeur, aux bains chauds, qu'on devra recourir. On pourra employer les uns et les autres à titre curatif si le malade souffre au moment de sa cure, ou comme moyen préventif, s'il est tout à fait valide. Dans les deux cas il éprouve une réelle amélioration. Cependant, il ne faut pas être surpris de voir survenir dès les premières interventions de légères douleurs le long du sciatique ; elles s'apaisent en quelques jours et le plus souvent d'elles-mêmes. C'est une petite poussée thermale qui se produit et qui n'offre rien d'alarmant.

Dans les cas de sciatique faible on emploie parfois les douches froides. Je me suis rarement bien trouvé de cette pratique ; j'ai provoqué souvent des rappels de douleurs quand elles étaient assoupies et des exacerbations lorsqu'elles existaient déjà. Il y a trois ans, j'ai même vu se déclarer une névrite, sous l'influence de l'hydrothérapie. Mon client, âgé de cinquante-sept ans environ, était atteint de lithiase biliaire. Dans sa jeunesse il avait eu une sciatique du côté gauche dont il n'avait pu se débarrasser qu'après plusieurs mois de traitement. Malgré mes instances, il voulut prendre des douches froides, sous prétexte que la température extérieure était trop élevée. A la troisième ou quatrième, il fut pris d'élancements fort aigus le long du trajet du nerf fémoral gauche, avec hyperesthésie cutanée de la presque totalité du membre et impossibilité de marcher. Durant la journée, les souffrances étaient tolérables, mais la nuit elles devenaient si insupportables, que j'étais obligé de recourir aux injections de chlorhydrate de morphine pour les apaiser. En même temps, j'administrai pendant le jour, tantôt du sulfate de quinine ou de l'antipyrine, tantôt du salicylate de soude ou de l'iodure de potassium avec des frictions mercurielles sur les points les plus douloureux. Tous ces moyens divers échouèrent complètement. Au bout d'un mois, le malade se fit transporter dans son pays, souffrant presque autant que le premier jour, et avec une atrophie marquée de tout le membre inférieur gauche.

Je ne revis plus ce malade pendant l'hiver et ne reçus même pas de ses nouvelles. L'été suivant, il revint passer une quinzaine de jours à Vichy, et me raconta qu'à domicile on lui avait appliqué des pointes de feu, qu'on lui avait fait prendre des bains sulfureux, des bains de vapeur, qu'on était revenu à l'iodure de potassium et qu'un beau jour les souffrances avaient cessé sans qu'on pût attribuer ce résultat au traitement qu'il suivait. L'atrophie que j'avais constatée l'année précédente s'était accentuée d'une manière appréciable ; à l'hyperesthésie cutanée, avaient succédé des plaques d'anesthésie sur la face externe de la cuisse et de la jambe ; pour marcher il était obligé de s'aider d'une canne, et tous les deux ou trois cents mètres il était forcé de s'asseoir.

Le traitement interne n'a pas d'action marquée sur les manifestations extérieures du rhumatisme ; cependant, si le malade urine quotidiennement de fortes doses d'acide urique, on doit conseiller l'eau minérale en boisson. Dans ce cas, c'est à la Grande-Grille, à l'Hôpital et aux Célestins, qu'on s'adressera de préférence. Quant aux doses, il n'y a rien de fixe à leur égard. Elles varieront selon l'importance de l'uricémie plutôt quelles ne seront subordonnées à l'étendue des lésions articulaires, à l'impotence fonctionnelle et à l'acuité des douleurs.

CHAPITRE XI

Dermatoses

Appropriation thérapeutique des Eaux de Vichy à la cure des maladies de la peau par Prunelle et Petit.
Acné rosée de la face. Bienfaits des lotions et pulvérisations avec de l'Eau de la source Lucas. Urticaire chronique et douche minérale chaude. Pityriasis capitis et bains locaux. Eczéma péri-cavitaire et importance du bain alcalin et de la douche chaude dans certains cas.

Depuis fort longtemps, les Eaux de Vichy sont utilisées avec fruit dans les affections des voies digestives, tandis qu'il n'y a pas plus d'un demi-siècle qu'on a eu l'idée d'étudier leurs propriétés curatives dans les dermatoses. Sur le premier sujet, les mémoires originaux sont nombreux et augmentent chaque jour, tandis qu'ils se comptent sur le second. Jusqu'ici, je ne connais guère que Prunelle, Petit et M. Grellety qui aient touché sérieusement à cette question, le premier confidentiellement, le second incidemment et le troisième longuement dans une brochure qui eut du retentissement il y a vingt ans.

Au premier abord, cette pénurie de travaux semblerait indiquer le peu d'efficacité de nos Eaux dans les dermatoses ; rien pourtant n'est plus contraire à la vérité. Assurément elles échouent là où tant d'autres médications échouent également, mais aussi elles donnent des résultats durables quand d'autres Eaux n'ont produit que des avantages nuls ou éphémères. Si on les prescrit dans la lèpre, le psoriasis ou la teigne, ainsi que le voulait Prunelle, on est certain d'un échec ; mais si on s'attaque à l'urticaire, à l'acné rosée de la face, au pityriasis capitis et à l'eczéma péri-cavitaire, on n'a, le plus souvent, que des succès à enregistrer.

Dans les dermatoses, il n'y a pas une formule unique de traitement, car elles ne sont habituellement que le reflet d'un état constitutionnel troublé. En rangeant donc les affections cutanées parmi les manifestations diathésiques, Bazin a tracé magistralement la voie thérapeutique à suivre. Dans celles qui relèvent de l'arthritisme — les seules qui nous occupent en ce moment — l'observation clinique quotidienne a démontré que sa classification n'était pas chimérique. Mais, à côté de ces dermatoses dont le sort est intimement lié à l'arthritisme et contre lesquelles le traitement général suffit, il en est d'autres qui, tout en étant placées sur le même terrain, ont besoin d'une thérapeutique plus variée, à cause des troubles viscéraux et nerveux qui les accompagnent. C'est de ces dernières qu'il sera question dans le cours de ce chapitre.

S'il est une maladie qui crée des ennuis sans fin à ceux qui en sont atteints, c'est assurément la couperose. Très commune chez les jeunes filles de dix-huit à vingt-cinq ans, elle les empêche parfois de se marier à cause de la répulsion dont elles se croient l'objet. Dans les cas bénins, les pustules sont localisées aux ailes du nez et à l'orifice antérieur des fosses nasales ; dans les cas graves, elles envahissent le nez tout entier et gagnent les autres parties du visage. Habituellement, cette dermatose tient, soit à la disménorrhée, soit à des troubles gastro-intestinaux rebelles, et à brève échéance se complique de neurasthénie. De telle sorte que rapidement éruption et neurasthénie s'enlacent et que l'aggravation de l'une entraîne celle de l'autre.

L'acné rosée de la face résiste avec opiniâtreté aux traitements usuels. Chaque été, je vois à Vichy des jeunes personnes qui ont épuisé toute la liste des médicaments secrets ou non, et qui, en désespoir de cause, se rendent à nos Eaux pour y chercher un soulagement sur lequel elles ne comptent guère. Sous l'influence de l'eau minérale en boisson, les fonctions digestives s'améliorent promptement ; par l'hydrothérapie, la menstruation se régularise et les troubles nerveux s'apaisent. Ce triple effet diminue la rougeur du nez et de la face, mais ne suffit pas toujours, on doit le reconnaître, à en amener la complète disparition. Il faut avoir recours à un adjuvant qui ait une action directe sur les pustules elles-mêmes, et on le trouve dans les lotions et les pulvérisations du visage avec de l'eau minérale de nos sources chaudes ou tièdes, et notamment avec celle de la source Lucas. En activant la circulation locale, ces moyens amènent le blanchiment de la peau qui persiste après la cure.

L'urticaire est, avec la couperose, une des dermatoses qui résistent le moins à l'action des Eaux alcalines, surtout lorsqu'elle est liée à des troubles gastro-intestinaux et hépatiques. Ainsi que cette dernière affection, elle s'accompagne de phénomènes nerveux ; parfois même le nervosisme peut la créer de toutes pièces, mais contrairement à la couperose elle a du respect pour le visage et ne frappe guère que les parties du corps qui sont recouvertes, notamment les plis articulaires, les bras et les jambes, où elle détermine des cuissons intolérables, surtout la nuit et à certaines époques de l'année.

Bien que l'urticaire ait une grande affinité avec la neurasthénie, la douche froide ne produit pas toujours un bon résultat, sans doute parce que son action est trop énergique et qu'après son administration il se produit du côté des téguments un raptus sanguin beaucoup trop fort. Quoi qu'il en soit de cette explication, j'ai remarqué fréquemment, après une douche froide, de nouvelles poussées d'urticaire avec recrudescence des brûlures, tandis qu'avec le bain ce fait était exceptionnel. C'est donc à ce dernier qu'il faut se borner en tant que médication externe, mais en le recommandant court et frais, car, si la température est un peu élevée et la durée longue, l'exanthème reparaît et s'étend avec rapidité. Depuis quelques années, on a substitué au bain minéral la douche chaude générale de trois à cinq minutes de durée. Les bons effets obtenus jusqu'à ce jour ne peuvent que nous encourager à marcher dans cette voie. Cependant, si le sujet est manifestement neurasthénique, il sera préférable d'employer de l'eau tiède, parce qu'elle calme mieux le système nerveux, plutôt que de l'eau chaude qui a de la tendance à le surexciter. Avec les premières douches, le prurit augmente généralement ; mais il ne tarde pas à diminuer sensiblement, et à la fin de la cure il est généralement dissipé. Le traitement interne de l'urticaire est identique à celui des dyspepsies : Eau minérale de la source de l'Hôpital en boisson, à faible dose. Il est rare que cette maladie gênante résiste plusieurs années à une médication ainsi conçue.

Outre qu'il détermine des démangeaisons parfois intolérables, le pityriasis capitis a le grand inconvénient de provoquer une calvitie précoce et, s'il gagne le visage, de faire tomber par plaques les sourcils et la barbe, et de donner à celui qui en est atteint l'aspect d'une personne qui fait usage de la poudre de riz de mauvais choix. Cet exanthème est très tenace, et ne se rattache qu'exceptionnellement à une maladie viscérale quelconque, aussi le traitement interne est-il moins obligatoire qu'ailleurs, mais on devra insister sur le traitement externe.

Il est tout à fait superflu d'assujettir le malade à une balnéation quotidienne ; deux immersions générales par semaine suffiront pour entretenir les fonctions de la peau, mais on insistera sur les lotions locales. Quand le pityriasis sera fixé uniquement sur le cuir chevelu, on prescrira matin et soir une ablution dans une cuvette ordinaire ou dans un bassin *ad hoc,* pendant dix minutes avec de l'eau minérale de la source Lucas ; si la dermatose s'étend au visage on y joindra des lotions, et si les sourcils sont attaqués, on baignera les paupières dans des œillères.

L'action de nos Eaux minérales chaudes est assez énergique dans le pityriasis capitis pour qu'en quelques jours le cuir chevelu et la face se dépouillent de leur desquamation farineuse.

L'eczéma de l'orifice antérieur des fosses nasales, du conduit externe de l'oreille, des organes sexuels et de la marge de l'anus constitue une infirmité gênante à cause des suintements désagréables et des démangeaisons pénibles qu'il procure. Sa fixité est plus grande que dans les autres parties du corps, ses récidives sont plus fréquentes et sa résistance aux pommades et aux lotions, presque absolue. Dans toutes ces variétés, l'Eau de Vichy en boisson ne produirait qu'un avantage illusoire si l'on n'y joignait un traitement externe approprié. La valeur thérapeutique du bain, alcalin ou non, est fort discutée dans l'eczéma du tronc et des membres ; les uns la vantent ; les autres, au contraire, accusent l'immersion de provoquer des poussées du côté de la peau et d'agrandir ainsi le champ de l'éruption au lieu de le diminuer. Il y a du vrai dans cette dernière opinion, surtout si on prescrit des bains tous les jours ; mais dans l'eczéma des organes sexuels et de la marge de l'anus on ne doit pas concevoir cette crainte ; le contact de l'eau minérale, à la température de 34°, apaise le prurit plutôt qu'il ne l'exaspère, et produit une sédation générale des plus salutaires. Le bain n'a pas la même importance dans l'eczéma de l'orifice antérieur des fosses nasales et du conduit externe, parce que le liquide ne touche pas les parties malades ; on s'en abstiendra donc, ainsi que pour le tronc et les membres, et on le remplacera par des pulvérisations répétées plusieurs fois par semaine avec de l'eau de la source Lucas. Au moyen de ce procédé les croûtes tombent, l'écoulement se tarit peu à peu et les fissures se cicatrisent. Nous passerons sous silence les autres dermatoses, parce que les Eaux de Vichy n'ont pas sur elles une action assez évidente pour prolonger cette étude.

Pratique urbaine et Pratique hospitalière

On aurait une fausse idée des effets thérapeutiques des Eaux de Vichy dans les maladies chroniques, si l'on ne s'en rapportait qu'à la pratique urbaine, car les buveurs, logeant à l'hôtel ou en garni, sont généralement des gens aisés qui se déplacent volontiers pour de simples malaises, tandis que le pauvre ne quitte son foyer que si la médecine ordinaire n'a pu le soulager. C'est donc en collationnant les observations de la pratique urbaine, en les comparant à celles de la pratique hospitalière en précisant les points qu'elles ont de commun et ceux qui les différencient, qu'on peut se rendre exactement compte de ce que doit être Vichy sur l'homme malade à quelque condition sociale qu'il appartienne.

A côté de l'Hôpital civil où sont traités les habitants de la localité, il existe un hôpital thermal réservé exclusivement aux gens du dehors qui ont besoin des Eaux de Vichy. Les affections dont ils sont atteints sont de même nature que celles qu'on traite en ville, mais elles diffèrent sensiblement au point de vue de la gravité. En ville, la statistique de la dyspepsie est beaucoup plus élevée que celle de la gastrite chronique, parce que le pauvre ne se déplace guère à propos d'un malaise de l'estomac ; il attend que la maladie ait fait du progrès et l'ait mis dans l'impossibilité de travailler, tandis que le riche ne craint pas de se livrer à des dépenses coûteuses pour combattre le mal présent et en prévenir les effets futurs. Dans certaines autres individualités pathologiques le pourcentage est encore bien plus appréciable. A l'Hôpital thermal la goutte est exceptionnelle, c'est à peine si j'en ai vu une douzaine de cas, pendant les vingt et un ans que j'y suis resté, tandis qu'en ville, j'en observe chaque semaine. Sans être rare, le diabète est moins fréquent à l'hôpital qu'au dehors, mais la forme qu'il revêt est infiniment plus grave. Gros, gras et frais, le malade riche est heureux de vivre, et il peut vivre, en effet, très longtemps, tandis que l'indigent est pâle, maigre, triste et condamné au coma.

J'ai fait le relevé de tous les malades que j'ai été appelé à soigner à l'Hôpital thermal pendant une période de cinq ans. Ce chiffre est de neuf cent soixante-trois. Sur ce nombre, quatre-vingt-seize sont venus pour des affections étrangères à la médication alcaline et doivent être défalqués. Sept d'entre eux étaient atteints de cancer de l'estomac et quatre du foie ; un succomba pendant son séjour à l'Hôpital. C'est donc en réalité huit cent soixante-sept malades tributaires de Vichy, qui me sont passés sous les yeux pendant cette période quinquennale. Parmi eux, il en est quelques-uns — des diabétiques notamment — qui ont été assujettis à deux cures consécutives, mais beaucoup ont fait deux cures à une année d'intervalle, plusieurs trois et même quatre.

Les affections de l'estomac l'emportent sensiblement sur celles des autres viscères. Je relève, en effet : deux cent treize dyspepsies, deux cent huit dilatations de l'estomac ou gastrites chroniques, vingt-six ulcères simples et neuf gastralgies. Cette prédominance a des causes générales : alimentation grossière ou insuffisante et écarts de régime.

Toutes les formes de dyspepsie se trouvent confondues depuis la légère jusqu'à la plus tenace. Cependant, pour les combattre, ce n'est qu'exceptionnellement que j'ai dû recourir aux trois saisons de tradition à nos thermes ; deux ont suffi dans la majorité des cas, et le plus souvent les moyens classiques ont réussi à les enrayer.

Il n'en a pas été ainsi pour les gastrites chroniques et les dilatations de l'estomac. Ces deux états morbides ont exigé non seulement plusieurs cures successives, mais encore une médication plus énergique. L'eau minérale en boisson et la douche n'ont pas toujours suffi pour calmer les vomissements alimentaires et glaireux ; en maintes circonstances j'ai dû prescrire le lavage. L'Administration a fait aménager pour cet objet une petite salle spéciale, où chaque matin les malades vont pratiquer eux-mêmes cette opération avec de l'eau de la Grande-Grille. Ils retirent ordinairement de cette pratique de grands avantages.

Dans les ulcères simples, je n'ai employé qu'exceptionnellement les lavages. Jamais ils n'ont été suivis d'accidents graves, et le plus souvent ils ont servi à consolider la guérison.

La gastralgie idiopathique est très rare chez l'homme ; le plus souvent elle est symptomatique de la lithiase biliaire. Dans les neuf cas que je relate, il ne m'a pas été possible de saisir cette filiation, aussi je les ai fait suivre d'un point d'interrogation, pour bien montrer que le diagnostic n'était pas complet.

De toutes les affections hépatiques, c'est la lithiase biliaire qui m'a fourni le plus gros contingent : cent cinquante-huit malades. La plupart du temps, j'ai eu affaire à des cas simples, exempts de complications sérieuses, mais non de coliques. Les engorgements du foie, indépendants de la lithiase biliaire, s'élèvent au nombre de vingt-six. Ils tenaient le plus souvent à des écarts de régime ou à des lésions cardiaques.

Nous comptons vingt-neuf cirrhoses du foie ; la variété hypertrophique l'emporte notablement sur la variété atrophique. Bien que nous n'ayons pas eu de décès, nous avons eu affaire constamment à des cas graves. Nos malades, atteints de cirrhose hypertrophique, étaient tous amaigris, débilités ; quelques-uns même présentaient de l'héméralopie, le plus grand nombre des épistaxis abondantes.

Plusieurs de nos malades, atteints de cirrhose atrophique, avaient de l'ascite en quantité appréciable ; quelques-uns avaient été ponctionnés ; un d'eux avait même subi la paracentèse abdominale plusieurs fois.

Nous relevons soixante-six cas de diabète sucré et deux de diabète insipide. Nos glycosuriques offraient presque tous les caractères suivants : polydipsie excessive, polyurie abondante, polyphagie et amaigrissement énormes. Dans la clientèle urbaine, on ne rencontre que fort exceptionnellement la réunion de tous ces signes. Les diabétiques aisés sont gros et gras, et à part un peu de soif et la présence d'une certaine quantité de sucre dans les urines, ils ont tous les attributs de la bonne santé. Les diabétiques pauvres étonnent, au contraire, par leur maigreur, leur décrépitude et leur affaiblissement général. Les premiers vivent longtemps s'ils consentent à observer une diététique sévère ; les seconds sont voués à une mort certaine, dans un délai relativement court. Cette différence de gravité a une raison : les diabétiques hospitalisés ne peuvent suivre à domicile aucun régime particulier, à cause de leur misère ; tandis que les diabétiques non hospitalisés, jouissant d'une belle aisance et souvent même d'une grande fortune, peuvent suivre strictement tous les conseils qui leur sont donnés.

Sur nos soixante-six glycosuriques, deux succombèrent à l'Hôpital d'accidents pulmonaires, et plusieurs allèrent mourir chez eux.

La gravelle urique nous a fourni quarante et un cas.

Quelques-uns de nos malades éprouvèrent, durant leur cure, des accès de colique néphrétique qui n'eurent pas de suites fâcheuses.

Nous avons soigné treize personnes de catarrhe vésical. Chez plusieurs, nous avons dû pratiquer le lavage et nous n'avons eu qu'à nous féliciter de cette méthode thérapeutique.

Nous avons noté vingt entérites chroniques ; c'est peu, comparativement aux affections de l'estomac et du foie. Quelques-unes avaient été contractées en France, mais le plus grand nombre provenaient d'un séjour prolongé en Indo-Chine. Chez toutes, la balnéation a produit les meilleurs effets.

Les cinquante-six autres malades comprennent des rhumatisants, des goutteux, des paludéens, des obèses, des névralgiques, des albuminuriques ; mais les unités de chaque espèce morbide sont trop faibles pour que nous en tenions compte dans cette statistique.

Table des Matières

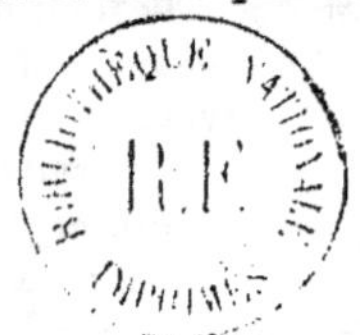

MOULINS, IMPRIMERIE CRÉPIN-LEBLOND